U0395812

日益亲近

——心理治疗师与来访者的心灵对话

EVERY DAY GETS A LITTLE CLOSER

A TWICE-TOLD THERAPY

［美］欧文·D. 亚隆（Irvin D. Yalom）　著
金妮·埃尔金（Ginny Elkin）

童慧琦　译　　曾奇峰　审校

中国轻工业出版社

图书在版编目（CIP）数据

日益亲近：心理治疗师与来访者的心灵对话／
（美）亚隆（Yalom, I. D.）著；童慧琦译. —北京：中国
轻工业出版社，2015.3（2024.5重印）

书名原文：Every day gets a little closer: a twice-
told therapy

ISBN 978-7-5184-0223-6

Ⅰ.①日… Ⅱ.①亚…②童… Ⅲ.①精神疗法
Ⅳ.①R749.055

中国版本图书馆CIP数据核字（2015）第003080号

责任编辑：戴　婕　　责任终审：杜文勇
策划编辑：戴　婕　　责任校对：刘志颖　　责任监印：吴维斌

出版发行：中国轻工业出版社（北京鲁谷东街5号，邮编：100040）
印　　刷：三河市鑫金马印装有限公司
经　　销：各地新华书店
版　　次：2024年5月第1版第7次印刷
开　　本：880×1230　1/32　印张：13.375
字　　数：180千字
书　　号：ISBN 978-7-5184-0223-6　定价：58.00元
读者热线：010-65181109
发行电话：010-85119832　　010-85119912
网　　址：http://www.chlip.com.cn　http://www.wqedu.com
电子信箱：1012305542@qq.com
版权所有　侵权必究
如发现图书残缺请拨打读者热线联系调换
240533Y2C107ZYW

出版者的话

作为当代最著名的心理治疗大师之一，欧文·亚隆医生以其敏锐的觉察、深邃的思考、精当的论述，以及乐于传道的风范为许多读者所仰慕。他的著作内容独到，行文却平易近人，不仅在业内受到广泛欢迎，同时，未经心理学专业训练的普通读者也能从中获益良多。

"万千心理"长期致力于传播专业的心理学知识，提供高质量的心理学读物。今特将亚隆医生在我社出版的心理治疗经典图书重新整理，进行了订正、补充和润色，以提升阅读感受。希望能够借此机会，让更多读者认识和欣赏亚隆医生的心理治疗思想。

万千心理
2015年1月

目　录

推荐序一

——不确定之旅

一口气看完《当尼采哭泣》《叔本华的眼泪》，还有《诊疗椅上的谎言》，自然对《日益亲近》满怀期待。但是好不容易拿到手，却断断续续的，硬是读不下去，与这本书就是缺乏"亲近"感。

细想一下，也就明白了：那几本都是心理小说，而《日益亲近》是治疗实录，当然不一样。小说行云流水酣畅淋漓，总是有戏剧性的治疗效果，就像金妮幻想的，她一直期望会有一些有声有色的奇迹般的突破。小说中，实践辉映理论，技巧配合态度，深邃而又圆润，睿智而又练达，活脱脱地端出来一个大师，一个伟大的指挥家、演奏家，藏不住的，就那样光芒四射。

然而，在《日益亲近》中，大师消失了。他是那么狼狈不堪，多少次黔驴技穷。治疗那么艰涩，长久地徘徊不前，"我三番五次地说着同样的话，但一切都是徒劳"，这就是大师？这本书简直就要让我对大师产生幻灭感了。他还断了我的"愿景"：没有一个更"优秀"的我在某年某月某日等着我，大师都如此，我辈又能怎样。嘿！我的自恋损伤，情何以堪？

　　治疗实录记录的便是治疗的现实，那也是无法否认的心灵的现实。

　　"如同我常常蜷缩起身子，你常常让我舒展。"一边，金妮说"我依旧是一块还没有吸足哀怜的海绵"，另一边，坚忍不拔的亚隆在拼命挤干、烘干海绵中的哀怜；一边是崩塌、疲软，一边是一以贯之的抱持；一边是永不放弃的亲密的焊接，而另一边是疏离的冰雨反复浇灭希望的火种。这是旷日持久的较量，这较量根植于金妮或亚隆或我们每个人内心。我们心灵深处有一双火眼金睛在作壁上观，终究有一天，在漫长的冬季之后，冰封的大地冒出嫩绿，坚硬的心变得柔软，警惕的眼神不再戒备……

　　一个被拘于心灵牢狱的囚徒被释放，一个"卑以自牧"的奴隶获得了解放证书。"渐渐地，不屈不挠地，变化之轮转动着；有时候我不知道我是如何在这中间发挥了一些作用的，但金妮就这样一点一点，慢慢地变着，慢慢地演化和成长着。"终究，有了一份确定，漂泊的船舶有了压舱石，坠落的身躯踏上落脚点，流浪的心灵找到了根据地，然后，我们可以去迎接更多更大的、猝不及防的不确定，诚如金妮所云：她能一跃就越过所有的琐碎之事。

同样，作为中国的治疗师，我们希冀大师亚隆给我一份确定，当我们自感缺乏足够的训练不能把自己武装好，而又不得不仓促上阵时；当我们在林林总总、众说纷纭的理论流派面前无所适从时；当我挣扎于投射性认同的弥天罗网时；当我耗竭于长程治疗的缥缈无望时。我渴望那份确定，当我们饥渴地扑向西方治疗师时。我知道，我们在寻求认可，获得确定。真正挫败我们的便是治疗中的犹疑，那是来自我们内心深处的恐惧，一如金妮所说，我只呼吸一半，从不完全地将气呼出。

　　但是亚隆说："能看到自己长期艰苦劳作的成果，哪怕就一次，也让人感觉真好。"原来亚隆也在盼望着确认，"我一直记得这些月来，我在金妮身上花的时间和努力以及金妮所付出的艰苦工作。所有的一切都好像指向今天，一切都那么合适——金妮跟我谈过的所有问题，所有不可理喻的忧惧，所有她害怕说的话，害怕提及、害怕面对的事情，今天她在治疗中都面对了，而在过去的七天中她则独自面对了卡尔。当我想到我们所经历的一切，想到我们现在进展得这般快，我又一次开始相信我的工作了，相信这种缓慢的、有时慢得令人难以忍受的、坚固的创建性的过程。"

　　这就是我在《日益亲近》中看到的：那一份确定源自内心，源自治疗师和来访者共同的缔造过程。

吴和鸣

武汉中德心理医院院长

推荐序二

——超越设置

一直以来，欧文·亚隆是心理治疗学界的一个异数。他的学术著作成了众多科学家艳羡的畅销书；而他的小说，甚至比畅销作家的书还抢手。我第一次看亚隆的小说，是在1998年。那时我还在奥地利美丽的小城茵斯布鲁克留学，当地的精神分析师、大学心身系主任舒斯乐（Schuessler）教授推荐并送给我《诊疗椅上的谎言》及《当尼采哭泣》。在这些书中，亚隆跨越时空，将著名历史人物（尼采、布罗依尔、弗洛伊德）融合到治疗情景之中，将治疗师超越治疗界限、见诸行动的幻想发挥得淋漓尽致——让德高望重的老专家将病入膏肓的女病人治得鲜艳妖娆，最后双双私奔——这种置精神分析乃至心理治疗学界所提倡的伦理道德于不顾，对其进行侧向、反向的解构触怒了国际上很多德高望重的专家。有人说，亚隆利欲熏心，利用病人的经济短缺情形为契机换取病人公开隐私的权利；有人说，亚隆做的案例像写小说，可小说中的诱人情节并非治疗中的真实情况；有人说，亚隆是用哲学的兴趣去验证病人的内心，最后把人引入尼采式的疯狂世界……

在1998年我刚入心理治疗这一行时，亚隆的小说就给我留下了很深的印象：治疗师的见诸行动原来不能在实际的身体接触水平上进行，却可以在诸如文学的精神想象水平中实现。这不正是弗洛伊德在精神分析发展中的第二阶段所发现的秘密吗：病人的内心现实永远大于真实世界！由此，他发展出自由联想的技术。

病人内心的愿望永远只有三种：当治疗师的爱人——和他／她结婚；学习心理治疗——当心理治疗师并超越他／她的治疗师；做一辈子病人——这样可以一辈子和治疗师待在一起。

前两种情形可以说是治疗师希望和矛盾的。第一种虽然职业伦理不允许，但治疗师常不由自主地陷入一种治疗的"虚拟恋爱"情景中，第二种病人虽然在进步，但常诱发出治疗师内心的竞争感。如此，治疗师会下意识地觉得自己该去做点什么。

针对心理治疗师这个在专业知性内功上和病人不对等的角色，弗洛伊德提出"设置"的概念。弗洛伊德认为，要避免治疗双方陷入"见诸行动"，需要良好的"设置"。经典的精神分析理论提出的"设置"常被弗洛伊德形容为外科手术前的消毒，一个技术高明的医生倘若未经消毒而进行手术，一定会因继发性感染而导致手术的失败；同样，一个毫无设置的、或者缺乏设置的治疗也会使治疗误入歧途。为此，弗洛伊德提出了所谓的"设置"的基本原则，即"匿名"、"中立"和"节制"。不过，有人对弗洛伊德治疗过的案例进行分析，发现一个有趣的现象，即弗洛伊德也无法全然执行这些他后来发展出来的设置原则。人们还发现，那些没有按他所谓"设置"而治疗的病人的效果比严格按照治疗规定的效果要好得多。

亚隆的小说最少描述的是最后一种情形。亚隆从不避讳自己对治疗目的功利性的追求，那就是治好病人——哪怕侵犯（也许是"超越"）设置。在本书的序言中，亚隆这样写到："我强烈地感受到人生苦短。虽然我沉浸于当下的生活，但我还是能强烈地感觉到腐朽之灵的观望与等待——那种腐朽，最终将吞没一切生的体验，它让人难以忍受，却又有一种痛楚与美丽。"

译者童慧琦在美国北加州学习临床心理学，有机会近距离接触亚隆本人（她曾参加由亚隆主持的读书会）。慧琦优美的文笔既是她多年来当文学青年的厚积薄发，同时也十分准确地传递了亚隆的情绪，让人觉得所有的病人是否都这么让人怜爱！

可我要说，在实际工作中，这并非真实的体验，这也许是亚隆本人，也是很多心理治疗师的幻想，即病人是充满着诱惑的。

这样想，才能让我们实际上从事的这份吃力不讨好的工作在众人眼里变得轻松、愉快。作为治疗师的我们才会洋溢在"精神贵族"的情绪中忘记，自己其实是移情的一个虚无的产物！

这也是弗洛伊德惹的祸。弗洛伊德在《癔症的研究》中所描述的少女安娜·欧及少妇艾米尔·冯·恩均让人觉得心理治疗，特别是精神分析是一件浪漫的事情——病人是充满诱惑的，是罗勒莱的歌声，是农夫身上的蛇。

亚隆也说过，有时他与病人的治疗纯粹只剩下知性上的收获。当我的病人说出"我想你死，我想和你一起死，我想你周围所有的女性都被轮奸、被奸尸"这样恶毒的话时，我仍无法从知性上认为，这是她内心对坏的客体——而不是对我——的发泄。内心和现实层面均不允许我接受这种邪恶的念头，于是我对她说：上帝原谅你，而我决不原谅你！我做出停止治疗半年的决定。我以为，治疗师也是人，更应该让来访者体会到作为人的基本尊严和底线。即使病人的强烈反应实际上是对治疗师极富占有欲的爱所致，最后也要通过行动，而非仅仅用言语来促进其心理的发育。在这种情况下，治疗师的见诸行动可以具有极强的示范性。

亚隆也曾在治疗一位因肿瘤化疗而失去一头漂亮长发、并陷入抑郁症的老年女病人时，毫不犹豫地说："能让我摸一下您的头吗？"

道可道，非常道！

理论认为，我们是移情的对象，我们是时空错位的产物。亚隆也许是心理治疗界的行为艺术家，教会我们在学会众多理论后，让自己像天体主义者一样变得不设防。

亚隆能！我们能吗？

施琪嘉

华中科技大学同济医学院

附属武汉市心理医院主任医师

推荐序三

——瞬间对话

2006年新年的时候，我收到一张英文贺卡。卡面印着精美的佛像和经言。内容是由正在美国北加州的帕拉阿图读临床心理学的童慧琦用中文书写的。看着结构严谨、运笔流畅的中文书法自然贴切地镶写在美丽的英文贺卡里，让人有一种精致端庄的美感，仿佛中西合璧的童慧琦本人出现在眼前。

中国的心理治疗师都很自然地把慧琦当成自己人，而美国的临床心理学家也把她当自己人。因为她总是很自然地站在交叉点上热心地为两国的心理治疗事业牵线做事。如今她所翻译的这本书的作者，就是一位用站在治疗师和患者之间的交叉点上的态度看待人性的存在主义心理治疗大师——亚隆。用心理动力学的观点来看，她选择参加亚隆的读书小组和翻译他的这本反映医患交流的治疗记录，便是很自然的事情了。

心理治疗案例记录的珍贵，在于其能够反映一个人内心情感的真实流动。从迷离、恐惧、幻想和痛苦的挣扎，到逐渐变得清晰、沉稳、从容和自我接纳，犹如一部波澜壮阔的画卷在展开、在变幻。但这一切却又是无声无息地只存在于每个人的内心里。保护这种独特的状态，既是治疗对安全的需要，也是对人的一份尊重。因此，要是能将治疗之记录发表，首先应该感谢患者的勇敢和奉献，还要感谢治疗师的辛劳和创作才华。对于一个心理治疗师来说，要将这些记录以小说的形式来呈现，既要有文学创造能力和坚持写作的毅力，又比小说家多承受一份约束和责任。

从大师的治疗案例，不但能看到他们理解内心世界的理论和方法，更重要的是呈现了他们对待生命的人性态度和探讨生命存在的思考方式。

阅读当年弗洛伊德的"少女多拉的故事"、"小汉斯"、"狼人"、"鼠人"等案例，我们能感受到一个开拓者的勇敢探索精神。阅读的过程就犹如追随他的足迹在心灵的迷雾中跋涉，每一段话都可能是经过认真探索的发现。弗洛伊德在探索中构建理论和开发技术，他的案例体现了一个伟人的睿智，同时也有与伟大气度不能分割的霸气和意志力，因而表现出来的是一个把治疗对象置于被观察的客体角色上进行分析和理解的态度。在治疗关系中，治疗师就是一个对患者移情反应的客观的解释者。他无须对患者表达自己的反移情。

从当年的弗洛伊德到今天的亚隆，心理治疗历经了逾百年的丰富和发展，不仅在理论和技术这一"术"的层面，而且在人性的态度和思考方式这一"道"的层面上均有所体现。

这本亚隆的治疗记录，呈现出的不是教诲，不是指导，不是被分析和被治疗；而是让我强烈感受到的"对话"。对话是两个平等的主体之间的交流，这体现了治疗师的态度，就是承认患者的自主性和内在建设性力量的价值，也承受治疗师并非万能主宰者的现实局限。尽管我们建立治疗联盟是为了使患者有所改变，但改变不仅仅是以治疗师的意志为转移的，改变是建立在患者这一真实存在的人的心理资源基础上的。

在这部按时间平行呈现的患者与治疗师两个人同时的记录中，我们看到了两个主体在各自诉说。作为治疗师的亚隆没有执著于自己的理论和个人经验，而是开放地将那些对他来说既可知，又不可知的内容给予接纳；再以既是探索患者的治疗者的立场，又以被患者探索的对象的立场，共同探讨治疗进程。他们既互为主体，同时又互为客体，犹如禅宗所谓的"空"的态度。这样，主客体的角色在瞬间不断转换，我们看到平行对照的记录中充满了共感，又包含着分歧。但相互之间不是勉强对方，而是在包容之中静候患者自己发生改变，当然治疗师自己也可能由此发生了某些改变。

　　漫长的治疗记录是在无数个瞬间的主客体互换的状态下产生的相互诉说，因而我想给这部耐人寻味的书一个我所理解的名字——瞬间对话。

张天布

陕西省人民医院医学心理科主任

推荐序四

——他们的故事写在纸上

直到读完此书，我才注意到，原来金妮和亚隆的故事发生在1974年，整整40年前。现在金妮已经年过半百，而亚隆已经进入人生的下半夜，已经可以看到熹微的死亡之曙光。如果没有这本书，我们不会知道40年前曾经有这么两个人，陪伴着对方走过人生的焦虑和痛苦，抑郁和担心，快乐和兴奋。他们的故事记录在纸上，在记忆和幻想之草原，正因为肉体势必腐朽，所以灵魂充满了迷惑。金妮和亚隆都会变老、变丑、死去，无论有这本书，还是没有这本书。我们每个人也都一样，焦虑一生抱憾而亡和快乐一世含笑而去都一样是死，一个亿万富翁的死和一个乞丐的死都一样是死，死亡面前人人平等，彻底消灭阶级差异巧取豪夺。

自然，这个世界上会有那么一群人，他们愿意以一个"优秀心理治疗师"的身份去死。所以他们会花很多时间去做心理治疗，去做督导，去做自我体验，去参加五花八门的培训，去阅读琳琅满目的书籍，去学英语法语德语，去修行道家佛家儒家。他们认为在浪费生命的八万四千种方法中，这是最正确、最高贵的一种。亚隆当然是这样的优秀治疗师的代表，《日益亲近》也是具有代表性的一个优秀的案例。

每个想要成为优秀治疗师的人，都会想要看看别人是如何做治疗的，他们这种窥视和凝望的动机共有三个层次：①通过投射完美自体客体，并认同这个完美自体客体从而完成对它那脆弱自恋的修补工作；②通过投射一个糟糕的客体，在排斥这个客体的同时认同完美的自体，从而获得那空中楼阁式的自尊；③通过投射内生的原初性交场景，并认同俄狄浦斯三角关系中一方，从而开始再一次性欲的意义建构。

这三种层次欲望的激活会造成三种《日益亲近》的阅读体验：

（1）读完后，感觉亚隆实一代伟人也，并开始模仿他的治疗风格，唯其马首是瞻，并以和大师"日益亲近"为豪。

（2）读完后，感觉亚隆不过如此而已，比我的治疗差远了，开始对自己充满自信，并且为自己没有被人奉为"心理治疗大师"而愤愤不平，对亚隆也有一点嫉妒和愤怒。

（3）读完后，感觉亚隆、金妮之间充满了诱惑和朦朦胧胧的激情，或羡慕亚隆既可以有贤内助，又可以成天被金发美女崇拜和爱慕，或羡慕金妮可以和亚隆眉来眼去，或愤恨亚隆和金妮的关系，认为他们"不正经"。

所以，并没有一个1974年的亚隆和金妮坐在那里等着你去阅读。你读到的既有他们的故事，更多的却是你的欲望、你的幻想、你的自由联想。你说你能看穿雾一般的时空，我却从她焦黄的手指，看到一个饥饿的婴儿，分离比爱更要沉重。死亡总是潮湿的，静静地蛰伏，铺展在岩石上面，地狱之熔岩熊熊燃烧。

一颗灵魂总在等待，一粒种子从天而降；生根发芽长成，苍郁之树手臂交错，血液流通，黑暗的心土与木的联姻。而爱情却是掠过树梢的风，流浪之心总在寻找新的天空，也许行云流水方是你的家乡。隔着无数个世界的遥望，永恒固着的口欲期力比多。那么你就走吧，宇宙的规则总是充满痛楚，我们的星座注定不能相逢。那个女人泪水汪汪地说，"让我们祈祷来生，我会化成一朵白云，或者你愿从天而降，然后发芽，然后生根，长成一棵苍郁的大树，我们手臂交错，血脉相通，在最灿烂的天空。"

可是亲爱的读者，那些故事写在纸上，那些欲望在你心里。

李孟潮
上海市林紫心理咨询中心

推荐序五

——现代人的孤独与自我救赎

亚隆在近年来的中国心理治疗界和出版界是个时髦的名字。当童慧琦将自己的译著——亚隆的旧作《日益亲近》——寄到我的案头时,仍然让我大吃一惊。一直以来她很忙,忙论文、忙答辩、忙实习……竟然还能译出这么一大部优美流畅的文字著作,我不能不折服。我没有读过原著,但文中亚隆一直在赞叹病人金妮文笔的优美、文学的天赋,通过慧琦的译文,我想读者是可以感受到这些的。做到信、达、雅就是译文的最高境界。但还能将一个治疗性的小说译出散文诗一般的隽永飘逸,这,就不能不让人称道慧琦的中英文造诣,以及厚实的专业功底。

以前读过亚隆的一些治疗性小说，如《叔本华的眼泪》《当尼采哭泣》，再加上手上这本译著，总让我感觉到他已远远超越了治疗。他从大多数心理治疗师治病救人的心理医生的职业位置上升到了关心普世疾苦的高度，当然带着他自己的思想和视角。

亚隆开篇说道："我强烈地感受到人生苦短，虽然我沉浸于当下的生活，我还是强烈地感觉到魔朽之灵的观望与等待——那种腐朽，最终将吞没一切生的体验……"一下子将死亡与死亡恐惧展现在人们的面前。接着他借用惯常问病人的问题：你会在你的墓碑上写着什么，难道就写上诸如"像狗一样小便"（《叔本华的眼泪》中的性乱的男病人），诸如"这里躺着金妮（本书中的女病人），在弗拉德先生的外语课上不及格"，一下子将活着的意义摆在了病人和读者的面前。我们面对必死的宿命，我们怎样让短暂的人生变得有意义？怎样让我们作为人能感受到实在的存在。存在主义哲学命题下的人生观一下子纳入读者的视野。

我读过的几本亚隆的小说中的主人公——叔本华、尼采，加上本书中的金妮都是那样的孤独，又那样的害怕与人亲近，让我感到亚隆在展示现代人生存的独立与依赖的二元悖论。

本书中的病人金妮如亚隆分析的是一个与母亲分化不良的人，"我是我母亲的一个淡然的影子"（病人语）。她噩梦不断，在梦中遭性侵犯，侵犯者通常是女人。这种分化不良让病人常感到缺乏自主的情感。

那么对金妮来说，"我是谁"就成了一个巨大的存在的焦虑。这种焦虑驱使她要去寻找自我。她从纽约来到加州，从形式上，从距离上与那个束缚自己生命的母体分开，踏上追求自我独立的路。

刚刚从无我状态中挣脱的金妮，从此再也难于（也不敢）与他人建立一种亲密的关系。金妮哪怕在性中也绝不能让自己忘我（进入高潮），因为紧紧抓住自我可以暂缓死亡的恐惧，暂缓无我的焦虑。

从共生状态分离出来的人们，带着过去疼痛的记忆，再也不能向记忆中带来痛苦的亲情靠近。但是，关系理论认为，人一出生就是一种寻求建立相互依存关系的过程，人的自我也是在这种相互的关系中得以诞生。这就将人推入到一种二元——独立和依赖的悖论中。

心理治疗师们天真地认为：如果我们早年的关系健康，那么我们就能很好地完成分离个体化的过程，我们就能很好地建立一个与人既亲密又能独立的理想的人际关系。但是亚隆的视野不在这里，他没有太多的兴趣去探讨病人早年的关系。在我看来，他似乎认为这种二元悖论是人生疾苦的必然宿命。于是，亚隆负起了人的自我救赎的使命。

他是那样绞尽脑汁地去与病人建立起更加平等、互惠的关系，他的最大的武器就是真诚和爱（作为一个医生，最大限度地向病人敞开自己）。

他之所以如此，是因为他在病人身上看到了自己。亚隆一如病人样的孤独，但凭借自己强大的意志（这也是存在主义的一大法宝）与自己的孤独抗争，并在帮助与自己一样的孤独者的过程中寻找此生的意义。

卡尔是真实可爱的（金妮的男友）。卡尔与金妮关系的悲剧性在于他与金妮是异质性较大的他者，是个真正意义上的客体。他们既不能去交流也不能去共享情感，寻求独立的共同点将他们结合在一起，这对两个刚刚走上分化之路的年轻人来说是有意义的，他们不用去担心再次地陷入黏滞的、无界限的关系中。但是，这种人与人之间的疏离同样也不是人类所需要的。

于是，人类重新寻求新路。亚隆作为一个与病人同质性较高的自体客体去与他的患者共情的互动，让自己成为一个过渡性的客体，最后能顺利地转到一个病人能接受的同样是同质性较高的、但已经过类似于脱敏处理后既能独立又能依赖的个体（在书中为金妮的第二任男友）。这也许是人类的又一个新的神话，但在本书中亚隆真的创造了！

亚隆不像个医生，倒像个布道者。他站在比医生更高的人文高度，去体验而不是俯视众生的疾苦，因而他超越了设置，也超越了治疗。但同时也看到亚隆也同样超越不了人类自恋（爱自己，爱自己同类）的宿命！

童　俊

华中科技大学同济医学院

附属武汉市心理医学主任医师

推荐序六

——为了离别的纠缠

一些涉世较深、把人性看得较透的所谓老江湖，会高度怀疑人的忠诚品质。李敖说得就很极端，他说，没有任何一个人比一条狗更忠诚。事实似乎也的确如此，被朋友出卖的事情司空见惯，但却真的没听说过狗出卖主人的。

李敖大概没有学过精神分析。如果他学过，就不会说这样的话了。精神分析告诉我们，一个人的人格是由他早年所处的心灵成长的环境决定的。在他成年以后，他的一切的一切，包括外表和内心、言语和行为、成功与失败、幸福和悲伤等，都或直接或间接、或明显或隐晦地与他的童年有着千丝万缕的联系。童年的经历，就像一个刻满了各种符号的火红的烙铁，印盖在一个人的心灵之上，即使穷尽一生的时间与精力，都永远无法将这些印记抹去。而最不愿意抹去它们的，恰恰又是这个人自己。从这个意义上来说，人实在是最忠诚的动物。狗的忠诚，是本能的行为，说到底是对造物主的忠诚，这实在算不了什么，因为它别无选择。而人的忠诚，则是对先天之后的、人为的环境的忠诚，这显然是一种更高级别的忠诚。

每个人的童年，都有一个共同的特点，就是跟抚养者的矛盾的关系。绝大多数情况下，主要的抚养者是母亲。婴儿躺在母亲怀里，小嘴吸吮着母亲的乳头，脸上满布安全和幸福的微笑。这是这个世界上最亲密最感人的关系，似乎山崩地裂都不可能将这样的关系切断。但是，不必等到山崩地裂；在每个婴儿的内心里，早已有着切断这种关系的愿望，此时此刻的依赖与缠绵，只不过是为了将来更好、更远地离别而已。一个人一生的成长之路，就在这样的纠缠与分离之间的冲突中展开了，只有到了生命的尽头，冲突才会真正停止。

抚养者越是能够给予孩子高品质的亲密关系，孩子就越有能力跟抚养者分离。换句话说，抚养者做得越好，就越会被"抛弃"，越会变得不再被孩子需要。这会导致抚养者的严重焦虑。所以抚养者经常会用各种连自己都不知道的方式，来改变自己被抛弃的宿命。父母跟孩子之间永恒的冲突就这样产生了。一切心理疾病，都可以被理解成在这样的冲突中，孩子屈从于父母的压力，以生病的方式使自己停留在需要被父母照顾的状态中，来缓解父母被抛弃的焦虑。这是一种具有牺牲精神的、悲壮的"合谋"。

疾病呼唤着医生。心理医生的任务，就是帮助一个人和他的家人共同对待成长与分离的烦恼；心理治疗的过程，就是在一个人造的环境中重现童年的成长现场，帮助来访者重新过一个健康的童年。

童慧琦翻译的这本亚隆的书，细致地再现了心理治疗的过程。这一过程枯燥而琐碎，充满了沮丧与哀伤，当然也有着希望与愉悦。从本质上来说，金妮和亚隆的关系有着婴儿与母亲的亲密和纠缠，亲密得血肉相连，纠缠得难舍难分。这既是一种滋补心灵的链接，同时也可以将关系中的所有人折磨得形销骨立、精疲力竭。读这本书也有类似的感觉，每个字似乎都有千钧的重量，滞碍着阅读的视线，时间分分秒秒过去之后似乎还停留在原地。

对我个人来说，这一场景是如此熟悉。在过去若干年里，我和同时代的中国医生们都在补课，这一课就是跟来访者成千上万小时地浸泡。在一般人想象中，这个过程是一个心理医生指点他人人生的、解惑答疑的过程，流畅而清晰。而实际上，这个过程就像行走在雨夜的山路上，双方都可能一次次跌倒，又一次次地爬起来，就这样互相搀扶着，直到在某一个不期然的时刻到达山顶、见到曙光。

心理治疗师跟教师的区别是：后者给人指导、教给人理性层面的知识，师生关系实际上是一种给予和接受的关系，一方有问题，另一方提供解答，情感层面的纠葛即便有也相对来说比较少；而前者是给人提供一种关系的平台，在这个平台上，来访者一方尽情展现他的可供观察、分析和修正的爱恨情仇，不可避免地，治疗师的爱恨情仇也会深深地卷入其中。而且更大的区别在于，治疗师并不掌握来访者的问题的具体答案，一切答案都尚在路上，需要双方共同去寻找。由此可以看出，教学涉及的是智力和能力，而心理治疗涉及的是人格。人格是支撑智力和能力的基础，在人格基本完善的前提下，智力和能力的发挥是自然而然的事情；但如果人格不完善，智力和能力再强大，也不可能得到好的使用。

两年前，我问当时担任国际精神分析协会（IPA，荣格是首任主席）副主席的挪威资深精神分析师S.Vavin：在过去二十年里，你专业上的最大的进步是什么？他的回答是：变得更加能够在跟来访者关系不明确的情况下，继续分析工作。我听后极其震惊，因为这句话的意思不过就是说，他变得更加能够忍耐了。原来高手不过就是更加能够忍耐而已。我后来才慢慢明白，这样的忍耐后面，该有多少的知识储备，又有多少年的对性情的磨炼啊！

这本书的书名，直接呈现了母婴关系的一部分，即相互亲近的那一部分，却忽略了彼此日益远离的事实。亲密是为了离别的。在离别之后，另一种亲密就即将发生，那是健康的母亲和健康的孩子、或者变得健康了的来访者和医生之间的健康的亲密。

这不是一本简单的书。慧琦让我做校对工作，做得我难受无比，由此可以想见翻译过程是怎样的艰难了。实际上，一切有关心灵的事情，都是艰难的。翻译和读这样的书如此，做心理医生如此，去看心理医生也是如此。

不过，就像纠缠是为了离别一样，对心灵之路的艰辛的体验，也是为了行进得轻松一些。人生如此之短，人生的意义就在于在有限的时间里走更远的路。生命的终点离起点的距离，几乎完全等于一个人一生的成就。从这一点来说，一个人对自己童年的"背叛"本身，就是成长和健康。

曾奇峰

武汉中德心理医院创始人

原著编辑序言

在有关心理治疗的文字资料中，有许多讲述心灵康复的传奇故事。自20世纪初，精神病学家们越来越多地发表有示范性的、出色的案例；同时，病人们也更频繁地回顾他们的治疗。而本书的独特之处在于：它同时追踪了来自治疗师和病人两方，出于不同角度的对治疗的回顾，为我们展示了一种微妙而不易的关系，而这种关系对治疗师和病人双方都深具个人意义。

本书源自于我丈夫，斯坦福的欧文·亚隆医生和他的病人——我们称她为"金妮"，所进行的一个尝试。在1970年秋天，我丈夫觉得金妮不宜再继续参加由他和另一个治疗师所主持的小组治疗，因为她在过去历时一年半的小组治疗中，进步微乎其微。

他建议金妮接受个人治疗。由于金妮有个问题是有关写作的——她遭遇了"写作中的瓶颈"（这对一个满腔热情的小说家来说是个严峻的问题），亚隆医生推想如果让她以记录治疗过程的方式作为治疗的费用，很可能会激励她的写作。同时，亚隆医生决定他自己也对他们每周的治疗会谈作记录，而每隔6个月，他和金妮互换这些治疗报告，以期有助于治疗。随后的两年里，医生和病人各自记录着他们对这共享的每一个小时的回顾，并不断地增加一些在治疗中未经表达出的想法、阐释和感想。

虽然我的丈夫从不跟我谈论他的病人，但当他想到用这种方式来鼓励金妮写作的时候，我也参与了策划。我是一个文学教授，他知道我可能对这个议题很感兴趣。我建议他小心地保存两份报告，到治疗结束时再看看是否可能会吸引较多的读者。我私下里想着这些治疗后的报告是否可以发表，因为有着完全不同的个性和两种可以明显区分的写作风格，颇像书信体小说。

正是带着这样一份特别的兴趣，在两年以后，我开始第一次翻阅这些稿件。我对稿件的热情评价以及不失偏颇的判断，终于成功地说服作者们将之出版。虽然为了确保病人的隐私性，以及对医生的录音记录作了些文字上的调整，以便于阅读，但本书中的文字本质上都来自于最初的原文。这个有关心理治疗的共生性的戏剧并不含有任何添加的想法或虚构事件，而是保持了其原汁原味。医生的记录中，除了有几盒录音带因为丢失了而没有转录出来，其他的都没有增删任何重要的想法。金妮的报告也基本没有更改。

　　有些读者觉得原稿缺少一些必要的说明，有点难以理解；也有些读者很想知道金妮在治疗结束后怎么样了，在这些读者的建议下，亚隆医生和金妮在最后一次治疗完成一年半后，各自都写了序言和后记。这样确实增加了不少信息，同时也在个人和理论两方面作了一些澄清。尽管如此，我依旧相信，手稿的主要部分仍然可以被当作小说来读，这是一个有关两个个体在精神层面的亲密中面对面相遇的故事，而本书将允许你得以了解他们是如何相识的。

玛利莲·亚隆

1974 年 2 月 20 日

亚隆医生的序言

　　每每看到那些填满了病人名字的旧预约簿，我的心就会纠结起来：我曾经跟他们分享过最温柔的体验，而我却几乎忘了他们的名字了。这么多人，这么多美好的时光。真不知道他们的生活中发生了什么？我的那些多层的文件箱、成堆成堆的录音带，常常让我想起巨大的墓园：那些被压缩在临床文件里的生命，那些被磁带攫获的无言的声音，将永无止境地演绎他们的戏剧。跟这些具有纪念意义的物件生活在一起，我强烈地感受到人生苦短。虽然我沉浸于当下的生活中，我还是强烈地感觉到腐朽之灵的观望与等待——那种腐朽，最终将吞没一切生的体验；它让人难以忍受，却又有一种痛楚与美丽。将我的体验跟金妮联系在一起的欲望是那么不可抗拒；这个将腐朽暂时推迟，并延伸我们共度的短暂时光的机会，让我心动不已。这些体验，这些共同的时光，将存在于读者的思维中，而不再仅仅是那些被弃置于储藏室里的、永不会被再读的临床记录以及永不会再被听到的录音磁带，这有多好！

故事始于一个电话。一个纤细无力的声音告诉我她叫金妮，她刚到达加利福尼亚，她在东部接受了我的同事一段时间的治疗，我的同事将她转诊给我。当时，我刚从伦敦度完年休假回来，尚有一些余裕的时间，于是跟金妮约好了两天后见。

我在候诊室里接待了金妮并将她从走廊引向我的办公室。我走得慢得不能再慢了；而金妮如同一个东方妇女，悄无声息地跟在我的后面。她不属于她自己，她身上没有任何两样东西是协调的——她的头发、她的咧嘴一笑、她的声音、她的步态、她的毛衣、她的鞋子，每样东西似乎都是偶然地被拼凑在了一起，而她的头发、步态、四肢、牛仔裤、军用袜，总之所有东西——又随时可能会破碎飞散。还剩下什么呢？我困惑。可能只剩下那咧嘴一笑。不漂亮，无论怎样安排这些部件，都一点不漂亮！可奇怪的是，却非常吸引人。不知什么原因，在几分钟的时间里，她竟然让我觉得我可以对她做一切，她已将她自己完完全全地交到了我的手上。我并不介意。当时，这并不让我觉得是个沉重的负担。

她讲话了，我得知她23岁，父母曾经是歌剧歌唱家和费城商人，她还有一个小她4岁的妹妹。她有着写作天赋。基于她所写的一些短篇小说，附近一个学校为期一年的创作班接受了她，就这样，她来到了加州。

她为什么在这个时候寻找帮助呢？她说她想继续去年就开始的治疗，接着，她极其含糊、不系统地讲述了她生活中的主要困难。除了她自己的主述外，在面谈的过程中，我认识到她还有其他一些重要的问题。

首先，她描述自己的时候，语速很快，语气很急促，有时上气不接下气，她时不时将自己跟一些生动的比喻联系在一起，带着明显的自我憎恨。她是一个极端自虐的人。在她的生活中，她总是忽略自己的需要和愉悦。她对自己毫无敬意。她觉得自己是一个脱离了躯壳的灵魂——当她和朋友在街上散步的时候，她就是一只金丝雀，婉转鸣叫着，从一个肩头跳到另一个肩头。在她的想象中，她对于别人的意义就是这般缥缈微小。

她毫无自我。她说，"我不得不做好准备，去跟人打交道。我要准备跟人家说什么。我缺乏自主的情感——我的情感，都被关在一些小笼子里头了。每当我出门时，我就觉得害怕，我必须准备好自己才行。"她不了解也不表达她的愤怒。"我对人充满怜悯。我就是那个老掉牙的俗语的活标本：'如果你没有什么好话来说一个人，那就索性什么都不要说。'"在她成年后的生活中，她只记得生过一次气：几年前，她对一个总是指使她做这做那的同事高声说了几句话。随后她禁不住地发了几小时的抖。她没有权利。她从未想过她可以发火。她是那么全心全意地要让别人喜欢她，却从不想到问问自己是否喜欢别人。

她被对自己的蔑视所吞噬。在她内心有一个声音永不停止地奚落着她。每当她想忘却自己，去自由地享受片刻生活的时候，那个声音就将她的快乐剥夺，将她带回到那个充斥着自我意识的小匣子中去。在整个会谈中，她不允许自己流露一丝半毫自满的情绪。当她一提及她的创作课程，她马上就提醒我她是多么懒散；是通过传闻听到了这个课程，她申请这个课程是因为她只需要寄一些她两年前写的短篇小说，而无其他更正式的程序。当然，她没有提及她那些相当有质量的小说。她的文学创作正日益枯竭，面临着写作中的严重停滞。

她生活中的问题都经由她与男性的关系体现出来。虽然她极其想跟某个男性建立一种长久的关系，却从来没能维持过一段关系。21岁的时候，对性一无所知的她一下子跟几个男人发生了性关系（她没有权利说"不！"），她伤感于一下就将自己从卧室的窗子里拖过，而甚至没有进入青春期的接待室，没有约会，没有拥抱和亲吻。她享受跟男人的亲密，却没法在性上彻底地放开自己。她通过自慰将自己带入高潮，但那个内里的、奚落的声音总是确保她在跟男人的性爱中很少达到高潮。

金妮极少谈及她的父亲，但她的母亲却在她的生活中极其重要。"我是我母亲的一个淡然的影子"，她说。她们出乎寻常的亲近。金妮跟她的母亲无话不说。她还记得她和母亲一起读自己的情书，两个人笑作一团。金妮一向很瘦，偏食，在她十来岁的时候，每天早餐前都要呕吐，好像这是她每个早晨常规的排泄，弄得家人很着急。她总是吃得很多，但在还小些时候，她却有吞咽困难。"我会吃一顿，但到最后所有的食物都仍在我嘴里，然后我试图将它们一口咽下去。"

她噩梦不断，在梦里遭受性侵犯，侵犯者通常是女人，有时也有男人。她还做些重复的梦，有时她是一只硕大无比的乳房，有一大堆人围着她，或者她自己紧紧地攀附在一个硕大的乳房上。大约3年前，她开始做一些极其可怕的梦，她不能确定自己是清醒的还是睡着了。她感觉到有人从窗口窥视她，并触摸她，随之而来的是疼痛，如同她的乳房要被人扯掉了。在所有这些梦中，都有一个遥远的声音提醒着她，这一切都不是真实的。

初次会面1小时快结束时，我对金妮已经充满了担忧。虽然她具有一些优势和长处——一种柔软的魅力、很深的敏感性、机智、高度发展的喜剧感以及语言想象方面的惊人天赋——然而病态却俯拾皆是：那些原始的资料，那些现实与想象边界不清的梦，但最重要的还是一种奇怪的"迷散"，一种"自我边界"的模糊不清。她似乎还没有完全从她母亲那里分化出来，她的摄食问题提示着她争取自主性的脆弱和病态的尝试。她给我的感觉是陷入了困境：一边是婴儿似的依赖，以及放弃自我所导致的恐惧——一种永久的固着；一边是一种自主性的获得，而这种自主性没有很深的自我作为基础，看上去非常的刻板，并有着难以忍受的孤独感。

我很少在诊断上花费过多的心思。但我知道由于她模糊的自我界限、她的自闭、她的梦，以及难以触及的情感世界，大多数医生都会给她贴上"精神分裂样"或是"边缘性"的标签。我明白她有着很严重的问题，治疗将是费时而悲观的。我同时觉得她已经对她自己的无意识太过熟悉了，我必须将她引向现实之路，而非陪伴着她继续在无意识的世界里走得更深。当时正值我在组建一个治疗小组，作为培训的一部分，我的学生们将对治疗做观察。根据以往跟金妮有着相似情况的人做小组治疗的经验，我决定提供给她一个小组治疗的机会。她不很情愿地接受了建议；她觉得跟别人一起是个不坏的主意，但又担心自己会在治疗小组中变得像孩子一样，永远不可能表达她的一些私密的想法。这正是一个小组新成员典型的担忧，我安慰她，随着她对小组成员的信任增加，她会跟别人分享她的感想。我们随后就将看到，不幸的是，她对自己行为的预测实在太准确了。

除了因为我要组建一个新小组而要找病人等现实的考虑之外，我对为金妮做个人治疗有所保留。更具体地来说，她对我所流露出的极度景仰让我不安。这份景仰仿佛是一副事先就预备好的枷锁，在她一进入我办公室的时候，就强加给了我。看一下她在初次会面前晚做的梦，"我有严重的腹泻，一个男人要为我去买一些处方药。我觉得我应该服些便宜的药，但他坚持要给我买最昂贵的"。她对我的好感一部分源自于前一个治疗师对我的赞誉，一部分来自于我的职称，另外还有一些尚不明了的原因。但金妮对我的过高评价让我觉得这可能会成为个人治疗的一个阻碍。而小组治疗则可以为金妮提供一个从他人眼中看自己的机会。再说，小组治疗中还有另一个治疗师，这样可以让她对我有一个比较平衡的看法。

在第一个月的小组治疗中，金妮的情况很糟糕。每个晚上她都被可怕的噩梦所惊扰。譬如，她梦见自己的牙齿是玻璃的，满口是血。另一个梦则是她对跟其他组员分享我的感情的反应，"我正俯卧在沙滩上，却被抬起来带到一个医生那里，那个医生要给我动一个大脑手术。这个医生的手却被另外两个小组成员握着，引导着，结果一不小心医生切除了事先没准备要切除的一部分大脑。"另一个梦则是有关我和她一起去参加一个聚会，我们两个在草地上打滚，玩着性的游戏。

第一个月过去了，我和我的协同治疗师都觉得每周一次的小组治疗对金妮来说还不够，她还需要一些支持性的个人治疗，以防她的情况变得更加糟糕，并帮助她度过小组治疗最困难的阶段。她表示想单独见我，但我考虑到同时在小组和个人治疗中治疗她可能不仅于事无补，反而有害，于是就将她转诊给了诊所里的另一个精神科医生。她每周见他两次，一直看了近9个月，同时继续参加了共18个月的小组治疗。她的个人治疗师写到：金妮"被恐惧的、性虐待的幻想所困扰，并表现有近似精神分裂样的思维过程。"他在他的治疗中尝试着"对自我进行支持，并集中于现实检验和她人际关系中的一些歪曲"。

金妮虔诚地参加着小组治疗，即使一年以后她搬到了旧金山，交通颇为不便，需搭公交车，她也很少缺席。虽然金妮得到了小组成员足够的支持而不至于崩溃，但她的情况却没有实质的进步。事实上，很少有病人会在得益如此小的情况下，坚持这么长的小组治疗的。有理由相信，金妮继续小组治疗的主要原因是为了保持跟我的接触。她坚信，我，可能也只有我有足够的力量帮助她。其他的治疗师和小组成员不断地觉察到这点；他们还觉察到，金妮对变化心怀恐惧，因为治疗进展可能意味着她将失去我。唯有让自己固着于无助状态中，才能确保我在她生活中的存在。还是没有一点进展。在小组治疗中，她很紧张、退缩，基本不作任何交流。而其他的小组成员觉得她很有意思；一旦她开口说点什么，都很有见地，对其他组员很有启发和帮助。一个男性成员很深地爱上了她，另外几个则争着想要吸引她的注意。但是这一切都不足以融化那层坚冰：她依旧被恐惧所封冻，从未能在与他人的交往中自如地表达她的情感。

金妮参加小组治疗的18个月中，我曾经有过两个协同治疗师，两个都是男性，都进行了9个月左右的治疗。他们对金妮的观察跟我的很相似："缥缈的……机智的……整个过程都显得空洞但有很强的自我意识……现实感不足以让她全心地投入……小组中的一个'存在'……对亚隆医生的扭曲的移情，抵抗着任何一种解释的努力……她在小组中所做的一切都只考虑到他的赞同或反对……从一个极端敏感、对他人有反应的人，到好像根本不存在这两个极端之间交替……小组中的神秘人物……边缘性精神分裂但从来没有达到分裂的边缘……过多的分裂样的原始过程……"

在小组治疗的过程中，金妮还寻找着其他的方法，以帮助她从她所自我营造的自我意识之泥沼里逃离出来。她频繁地参加当地像伊莎兰*等一些成长中心的活动。这些课程的领头人设计了一些急速课程，应用一些对抗技术，以即时地改造金妮：裸体马拉松以克服她的保守和躲闪，心理剧技术和心理空手道来改变她的胆怯和不自信，还有带震动的阴道按摩器以唤起她沉睡的性高潮。但是全部失效！她是一个出色的演员，可以在舞台上自如地扮演不同的角色。不幸的是，当表演结束，她很快地退出新的角色，离开剧场里的众人，回到她进入时的样子。

金妮在学校的奖学金用完了，她自己的储蓄也所剩无几，她不得不去找工作。最终，她找到了一份兼职工作，但时间上跟小组治疗有冲突，经过几个星期的苦苦考虑，她终于决定离开治疗小组。与此同时，我和我的协同治疗师都觉得金妮从小组治疗中得益的可能性小之又小。我见了金妮，跟她讨论将来的打算。显然，她还需要继续治疗，虽然她对现实有了更好的领会，那些可怕的夜晚，经常惊醒她的噩梦开始减少了，她跟一个叫卡尔的青年住在一起(我们将会在文中更多地提及他)，她还有一小圈子的朋友，但她投入在生活上的能量还是少之又少。她内心里的魔鬼，无休止地折磨着她，让她只能继续战战兢兢地生活。金妮跟卡尔的关

---

* Esalen，创建于20世纪60年代的有别于传统学院派的、整合东西方哲学的非营利性机构。——译者注

系，是她迄今最亲密的，只是这也成了一份特别的痛苦的来源。虽然她很在意卡尔，但她确认卡尔对她的感情是有条件的，她若一不小心，说了傻话，或做错了什么事，这份关系就将彻底倾覆。结果，她很少能够从与卡尔的相处中得到愉悦。

我考虑到可以将金妮转诊到旧金山的一个公立诊所（她付不起私人开业治疗师的费用），但很多疑惑困扰着我。等待着被安排治疗的人很多，有时治疗师的经验也不够丰富。但最主要的还在于金妮对我的信赖，以及拯救她的幻想，让我信以为只有我才能救得了她。另外，我还是个很固执的人，我痛恨放弃并承认我帮不了一个病人。

所以当我答应金妮继续给她做治疗的时候，我一点都没为自己的决定感到惊讶。但是，我还是想打破那种既定的模式。由于好几个治疗师都没能帮助她，于是我努力寻找着一种新的方法，以避免犯同样的错误，同时可以将金妮对我的正性移情变成对治疗有利的因素。在这里，我只想谈到这个方法的一小方面，下面的所有文字都来自于这个大胆的举措。我提议金妮，在每次治疗后，写一份真实的报告以替代经济上的报酬。这份报告不仅应该包括她对治疗中所发生的一切的反应，也要包括这一个小时里潜意识里所发生的事情，一个有关"潜意识"的报告——所有从未进入白天的、以语言方式进行的想法和幻想。我觉得这个在心理治疗中算是颇有创新的、也是令人高兴的一个建议；金妮是如此的被动漠然，任何可以让她行动的方法都值得一试。金妮在写作上遇到的阻碍，剥夺了她仅有的自尊的来源，这个可以让她重新写作的要求显得愈加吸引人。（同时，这个计划对我个人并没有造成什么经济上的损失，因为我从斯坦福领取全时职位的薪金，我从临床挣的所有的钱都归学校所有。）

由于我妻子对文学以及这个颇有创意的过程的兴趣，我跟她提了我的计划。她于是建议我在每次治疗后，也写一些对治疗的非临床性的印象记。我觉得这是个很有意思的主意，虽然出于跟我妻子完全不同的原因：她的兴趣在于文学角度，而我呢，则着迷于自我暴露所隐藏的强大力量。金妮无法跟人面对面，无论是跟我还是其他人，都无法敞开自己。她认为我是一个永远正确的、全能的、没有困扰、完美无缺的人。我想象她会告诉我，在她的一封信里，那些未曾述说的情感和心愿。我想象她读着我的极其个人、极其不完美的信息。无以得知这种联系的确切效果会是怎么样的，但我确信会释放一些强大的东西。

我知道如果我们彼此有意识地想要得到对方的文字反倒会抑制我们的写作。所以我们同意由我的秘书保存文件，我们每隔几个月再读对方的文字。这样做虚假吗？做作吗？让我们拭目以待。我知道在治疗中起到改变性作用的是存在于我们之间的关系。我相信如果有一天，我们能够用彼此述说来替代书信中的语言，如果我们能够以真诚的方式彼此相联的话，那么所有其他的改变都将随之而来。

金妮的序言

我在纽约读高中的时候，是个全 A 生。我虽然颇具创造性，但我经常处于一种晕晕乎乎不知所措的状态中，仿佛被巨大的羞涩所笼罩，我的创造性也就显得无足轻重了。我闭着眼睛在偏头痛中度过了我的青春期。我随心所欲地挥霍着我的大学时光。虽然我偶尔也会做些"伟大"的工作，但我最喜欢的莫过于做个人体日晷，蜷曲着身子在户外打瞌睡。发生在我生活中的其他一些事情都充满惊奇。作为我大学教育的一部分，我曾经在欧洲学习和工作，并编写了一份充满戏剧性的履历，满是奇闻轶事和狐朋狗友，却绝无什么实质性的进步。神经质与惰性被当成了勇敢。我害怕回家。

大学毕业，我回到了纽约。我找不到工作，生活毫无方向。我的就业资格如达利作品中的时钟那样，垂挂、滴落，因为我的努力总是针对所有的事情，同时又毫无指向。偶然的机会，我得到了一份教小孩的工作。实际上，这些孩子们（一共只有8个）没有一个是学生，而是一些小鬼灵精怪，我们所做的就是整年的玩耍。

在纽约，我还上了表演课。学习如何嚎叫狂笑、如何呼吸、如何读台词，听上去这些声音仿佛吊在一条逼真的血色溪流上。但是无论我如何匆忙地穿梭在课堂与朋友之间，都觉得我的生活有一种绝望的停滞。

即使我不知道我在做什么，但还是常常微笑。有一个朋友觉得他遇到了波利安娜*，问我说："是什么事情让你总是这般快活？"事实上，跟我为数不多的好朋友在一起（我一直有几个），我可以很快活；跟生活的自然简单相比，我的一些过错简直微不足道。只是，我的笑显得有点过于陈腐。我的思想如同是一场语词组成的刺激的狂欢宴会，不停地围着情绪和香气旋转着，在极偶然的机会里，也会经由我的声音或文字流出来。我对现实却没有很好地把握。

我独自住在纽约。除了课堂和信件之外，我跟外界的联系少之又少。我开始手淫，并被之吓住了，只因为在我的生活中有一些隐秘的事情发生着。我的恐惧和快乐几乎透明，我显得轻松而傻气。一个朋友说，"我可以像读一本书一样读你"。我就好像是一个帕

---

*Pollyanna，遇事过分乐观的人，出自Eleanor Porter的小说。——译者注

克*，不需要负任何责任；所做的最正经的事情也就是呕吐。但突然之间，我变得很不一样。很快地我投入了我的治疗。

治疗师是个女的，在 5 个月里我一直去她那儿，每两周一次，她试着让我咧嘴的笑消失。她认定我在治疗中的全部目的就在于让她喜欢我。在治疗中，她不断地追问我跟我父母的关系。她总是那样的可笑而充满爱意，开放而又充满嘲讽。

在治疗中我总觉得害怕，因为我认定我的大脑一定隐藏着什么可怕的秘密。我的生活有点像是小孩的印画板：当你将画纸揭起，那些简单好玩的面孔，那些扭曲的线条，都会消失得无影无踪。那个时候，不管我做了多少事情，有多少我喜爱的好朋友，我还是得依赖他人来给我定位和打气。我既充满活力又死气沉沉。我需要别人的推动，我从来都不能自己开始。而我的记忆也大多阴郁而消沉。

在治疗中我有了一点进展，我和我的情感可以坐在同一张皮椅里了。接着一件特殊的事情改变了我的生活，至少改变了我居住的地方。我突发奇想申请了一个在加州的写作课程，竟然被录取了。我纽约的治疗师并不为这个消息高兴。她说我完全陷于困境，进退两难，对自己的生活毫不负责，再多的助学金都帮不了我的忙。然而，我做不到成人式地写一封信给提供经费的人们说，"请推迟我那笔奇迹般的经费，让我先找到我的感觉，感受到做人的自信。"不，跟其他事情一样，我费力地加入新环境中，虽然我担心治疗

---
* Puck，莎士比亚戏剧中顽皮的小妖精。——译者注

师的话是对的，我在治疗刚开始就离开，为了一年的阳光，以我的生命作为赌注。但我不能拒绝去体验生活的机会，因为这是我的借口，我的情感背景，是我思考问题以及行动的方式。我看重的永远是好看的风景，而不是严肃的、安排周到的常规生活。

我的治疗师最终还是祝福了我，并觉得她所认识的一个在加州的精神科医生可以帮助我。我离开了纽约，跟往常一样，离开一个地方总让我激动不已。无论你要留下多少宝贵的东西，你浑身是能量，眼睛发亮。就在我离开纽约前，我的微笑，像一个永久性的标志那样，回到了我的脸上，充满着临行前的兴奋。我打赌当我到达加州的时候，我依旧可以从心理上获益，而不需要像个小童星那样一切从头开始。

我在纽约所接受的高强度的英雄般的（极富挑战性的）表演，治好了孤独感，使我来到加州时那有限的情感依旧完整。这是我一生中的好时光，因为我有一个有保障的未来，加之没有男人需要我勉强自己，或者让自己被评判。从大学开始我就没男朋友。我找到了一个小屋子，屋前有一棵橙树；直到一个朋友告诉我，我才想到可以从树上摘些橙子。我开始以网球来替代表演。并且跟往常一样，我还交到了一个要好的女朋友。我在大学里过得还凑合，虽然我有点像是一个天真烂漫的少女。

从纽约来到山景城后，我换了很多治疗师。

在契诃夫、雅克·波雷尔 * 以及其他的一些酸甜苦辣和犹疑

不决中，我先去看了亚隆医生。期望向来是我生活中很重要的一部分，由于他是我纽约的治疗师所推荐的，我自然对他抱着很高的期望。当我走进他的治疗室里的时候，我感觉柔弱而温暖，可能贝拉·卢高施*也不能让我感觉如此。亚隆医生是独特的。

与他的第一次面谈，就让我的灵魂迷醉了。我能够直截了当地说话，可以哭，也可以请求帮助而不觉得羞愧。也没有责备陪伴着我回家。他问我的所有问题似乎都穿透了我混沌的大脑。走进他的治疗室，我就觉得我有了做个本色自我的权利。我信任亚隆医生。他是个犹太人——而在那一天，我觉得自己也成了一个犹太人了。他亲切而自然，但又不像是圣诞老人。

亚隆医生建议我参加他与另一个医生共同主持的治疗小组。我觉得这有点像在学校里注册错了课程——我想上一对一的诗歌和宗教的课程，却发现我得到的是桥牌入门（而且没有可口的巧克力糖）。他将我带到另一个医生那里。跟这个医生的初次访谈中，没有眼泪，没有真实，只有毫无人性的录音磁带如同喘息一般，滋滋地转动着。

小组治疗确实是很难的。尤其当治疗室里的气氛跟我们这个小组一样沉闷时。7个病人两个医生围着一个圆桌坐下，一个麦克风从屋顶上吊下来，在那里晃呀晃的；房间有一面安装着镜子，看上去像是玻璃的蜘蛛网，我不经意看到自己的脸，仿佛就被网

---

*Bela Lugosi，美籍匈裔演员，曾在百老汇舞台上成功塑造了极具魅力伯爵形象。——译者注

在了里面。有几个住院医生坐在另一面，看着窗上的镜子。这并没有让我恼火。虽然我有点害羞，我还有着一点表现癖，治疗室里的桌椅正将我限制于一个很难动弹的姿势，我就顺势将那个本色的我藏了起来，而"装扮"得如同奥菲利亚玩具娃娃。

我们中很多人同病相怜——没有能力去感受，无法正常的愤怒，对爱充满了困惑。偶然有那么一两天，我们中有人会变得比较活跃，就会有一些事情发生。但是一个半小时的时间段，通常限制了任何大的突破。而下一个星期来临的时候，我们又陷入到心理上的僵尸状态去了（在这里我只能代表自己说话。其他的组员确实得到了很多帮助）。在小组治疗中，我们总是分享很多的问题，但很少分享什么对策。我们成了朋友；但我们从不在身体上触及对方。到后来，我们出去吃比萨，而那些比萨总是洒满各种各样的馅料。虽然我在小组治疗中变得越来越疏远和离奇，除了目光的接触外，我几乎很少跟亚隆医生有什么互动，但我还是很喜欢他带领的这个治疗小组。我的一部分问题出在我很少在自己的个人生活中做什么决定，而总是受朋友或别的什么东西的影响，随波逐流。我无法维护自己，为自己说话。（有几个月，在我参加小组治疗的同时，我还在一个年轻医生那里接受治疗。由于我噩梦不断，亚隆医生建议我在小组治疗外同时接受个人治疗。）

我开始觉得毫无生气，又自命不凡，所以我参加一个"交朋友"小组（源于美国加州的一种所谓精神治疗方法，受治疗者在组内自由与其他成员交流内心感受），如同借助人工呼吸，来寻求一些新鲜空气。这些小组通常在深夜里，在那些茂密的森林小屋中进行——大家随意地坐在地毯上，或是草垫上，或在日式的浴室里。比之小组活动的内容，我对活动的氛围有着更深的迷恋。物理学家、舞者、中年人、拳击手，各种各样的人都带着各自的技能和问题出现了。舞台上的灯亮起来，鲍勃·迪伦在高保真音响边上指挥着，你感觉到有些事情正在发生着，却又不知道究竟是什么。

灵魂如同在一个剧院里表演——眼泪、尖叫、笑声与沉默——一切都充满了能量，让人迷醉。恐惧真实地撞击着你的脊背，友谊在深夜的黏稠中蹒跚而起；婚姻在你的眼前瞬间瓦解；白领的工作被大幅度地削减。我很高兴地跟这些审判和复活的日子签了约，因为在我的生活中从来没有过这样的日子。

然而，在有些时候，你只会沉沦，没有任何救赎可言。你应该按照一定的仪式和节律，从恐惧和惊吓，到令人战栗的顿悟，忏悔与欢呼并存。如果你没能做到这样，你应该能够说，"嘿，我是一个彻头彻尾的失败者，我简直无可救药，但那又有什么呢？我将从这里开始。"然后你继续跳舞，直跳到你肚子停止痉挛。

最终，我意识到我正脚踏两只船：一面是紧凑、坚固、缓慢而持续的病人小组，跟我的实际生活很接近；一面则是中世纪狂欢会般的心理剧。我知道亚隆医生并不赞成我参加这类交友会，尤其是那个由一个聪明而且具有鼓动性的人所带的小组，那个组长除了魔术之外，没有任何信用与证书。虽然我并没有真正地做出选择而继续着两种不同形式的治疗，但我觉得我自己的存在正在退隐缩小。最终，我在小组治疗时，觉得我好像拽着自己的茧进入治疗室，每周将那枚茧缚紧在椅子上，坚持一个半小时，然后离开。我拒绝破茧而出，拒绝诞生。

几个月的小组治疗让我感觉有点得意和轻飘，但却没有任何实际的行动让自己从现状中走出来。我的生活是幸福的，但跟往常一样，我觉得有些迷迷糊糊。通过朋友介绍，我交了个男朋友。他叫卡尔，聪明而有朝气。他自己做些书的生意，我有时会过去帮忙，但我并没有学会什么新的东西，只是不断地跟他开些玩笑，缠着他，并感觉自己身体上的骚动。我有些担心，因为我并没有在一开始就自然地被他吸引。他的眼睛中有些东西，犀利，拒人千里。虽然我对他的感觉不是很确定，跟他在一起我还是很开心。跟我以前的几个男朋友不同，我对卡尔并非一见钟情，他并不是我可以从很远处就会一眼相中的那种人。

头几个星期的调情嬉闹真是棒极了，然而激情一过，我们就陷入了那种温温吞吞的状态中。一天，几乎是顺便提及似的，卡尔告诉我他知道有一处公寓房，很适合我们两个人住，于是我从山景城搬到了旧金山市内。有一次，卡尔紧抱着我说，我给他的生活带来了人性，除此之外，他很少表露他的爱。

我们很顺利地就生活在了一起，相处和睦。这是我们共同生活的开始，生活中有许多可以让我们尝试一起做的东西——电影、书籍、散步、交谈、拥抱、进餐，放弃一些朋友，又将另一些各自的朋友变成为共同的朋友。我记得自己有一次在诊所里做免费体检，医生写到："25岁，白人女性，身体健康"。

那时我已经离开了心理剧，而小组治疗则成了我不敢放弃的一个习惯。跟往常一样，我只是等待着想看看在治疗中究竟会发生些什么，而并不主动选择自己的命运。一天，亚隆医生给我打电话，问我是否愿意到他那里接受私人的、免费的治疗。条件是在治疗后，他和我都写一写治疗的情况。这像是一个从天而降的喜讯，让人难以置信。我喜出望外地答应了下来。

我开始跟亚隆医生做治疗的时候，距我们第一次的会谈已经两年了。我的生活有了一些变化——我已经不再参加表演，而开始打网球；不再寻找某个人，而已经和他在一起了；能够感受当下的孤独，而不仅仅是回味曾经孤独的滋味。我似乎跳跃了我所有的问题，但内心总觉得它们静静地潜伏在深夜里，会在某个夜晚向我发起袭击。那些批评家们，譬如我纽约的治疗师，或是那些爱我的人，会告诉我还有很多艰巨的工作要做。一切对我都太容易了，我配不上；或者告诉我说那个开始叫我"宝贝"的卡尔，其实他并不知道我的名字。我尝试着让他叫我的名字——"金妮"——而每次当他这样做的时候，我的生活就鲜活起来。但有时，出于对我的金发和神经的敬意，他称我是金色的战士。

18个月冬眠一般的小组治疗，让我觉得头昏眼花，脚步踉跄，混浊醍醐。我带着一些不确定的焦虑，开始了跟亚隆医生的个人治疗。

The

First Fall

今天，金妮来了，她看上去要比往常好一些。她的衣服上没有补丁，头发好像也梳理过了，她的脸看上去清爽真切。她不太自然地谈到我的建议，并说用治疗记录而非金钱来支付治疗费用，简直就是重生，给了她新的希望。她一开始的时候有些兴奋，但后来又通过说些讽刺性的玩笑话，来拿自己和别人开涮，强压住她自己的乐观。当我问及她说了些什么讽刺的玩笑话时，她说我可以出版一本我们的治疗记录，标题可以叫作"与一个能自由走动的紧张症病人的访谈"。为了澄清我们的约定，我向她保证无论我们写了什么，都将为我们两个人所共有，如果要出版，也将是我们两个人共同出版。我告诉她想要出版这件事情还不是很成熟，因为我还没有仔细考虑过（谎言，其实有很多幻想掠过我的头脑：有一天，这些材料将会发表，并被公之于众）。

接着我告诫自己要集中在治疗上，以防我们漫无目的地花掉了治疗时间，并陷入金妮那种特征性的漫无目的中。那么她想在治疗中解决些什么问题呢？她希望"到达"哪里呢？她说她现在的生活总的来说很空虚，毫无意义可言；而最紧要的问题是她在性上的困难。我要求她讲得更明确些，于是她描述说每当感觉到就要达到高潮的那一刹那，她从来不能允许自己完全放开。她讲得越多，就越发地让我联想到最近跟维克多·弗兰克尔*的谈话。当她身处性事当中时，却花很多时间想着这件事：想搞清楚是什么原因阻止她达到高潮，是什么因素抑制了她，不能全心地体验与感受。我想我大概可以帮助她消除这种反思，但我脱口而出的，竟是平白得不能再平白的话："真希望有什么办法能够让你不再反思"。她让我想到一本童话书里的百足虫，当被要求观察它自己是如何走路的时候，那条百足虫再也不能挪动它那一百双腿，一步都走不了了。

我问她每天的生活是怎样的，金妮便说她的生活是多么空虚，每天早晨从空洞的写作开始，然后一切都变得空洞起来。我和她一起思考着她的写作为何如此空洞，什么东西又能够给她的生活带来意义。越来越像维克多·弗兰克尔了！近来，我的阅读或是跟其他治疗师的谈话越来越多地悄然进入自己的治疗，让我觉得自己像是一条变色龙，根本没有自己的本色。

同样的情况后来又发生了。我评论说她的整个生活似乎都是以自我克制为背景音乐而演绎的。几年前，我正考虑接受一个克莱因派的分析家的分析，他对我说：你的分析将以你对我理论的

---

* Victor Frankl，纳粹集中营幸存者，存在主义分析家。——译者注

怀疑为背景音乐来展开和进行。我对金妮说的话以及分析师对我说的话简直如出一辙！

金妮继续表现得对生活毫无动力和方向,她的声音细若游丝。她如同被一个巨大的磁铁吸进虚空里去了,她将虚空全盘地吞入,又在我面前吐了出来。人们可能会想她的生活除了空洞外,别无他物了。譬如,她说她给《小姐》(*Mademoiselle*)杂志寄了几篇小说,接到了编辑充满鼓励的回信。我问她是什么时候接到信的,她说是几天前;我说从她毫无感情的声音听来,好像是几年前的事情了。当她谈到她的好朋友伊芙,或者跟她同居的男朋友卡尔时,她也一样毫无热情。金妮的身上似乎有一个小恶魔,将意义和愉悦从她所做的每一件事情中偷走了。与此同时,她似乎对自己充满洞察力,然后又以一种悲剧性的方式来将自己的痛苦浪漫化。我觉得,她会将自己假想成是弗吉尼亚·沃尔芙*,哪一天会在口袋里揣满石头,走进海里。

她对我的期望极其不现实,她对我的理想化,有时让我觉得沮丧,甚至绝望:我无法真实地跟她接触。我担心让她写治疗报告是否是在剥削她。可能我真的在剥削她。我给自己寻找藉口和原因:至少这可以鼓励她去写作,而6个月后,当我们互换记录时,会有一些好的东西产生。如果别无益处,金妮至少可以通过我的文字,从另一个角度来看我了。

---

* Virginia Woolf, 1882—1941,英国女作家,被誉为20世纪现代主义与女性主义的先锋。——译者注

10月9日

金　妮

　　我拒绝重复，并试图找到某种办法，可以让我讲述治疗中发生的事情，那些让我和你都像被催眠了的事情。我对你抱有厚望，但我想得最多的还是时间安排上的一些改变。从治疗开始到结束，我一直想着这事，有点大惊小怪，但又缺乏真切的感受。

　　在你的办公室里，我觉得自己像是个浅薄的业余爱好者。你问我有些什么计划与打算，希望在治疗中做些什么。而我向来不喜欢严肃认真地思考问题，也不喜欢回答别人的问题。除了幻想之外，我从不应用我的大脑，也从无远虑。我的思想不能改变或构建我的现实，只是对时间的流逝喋喋不休。然而，你坚持着，你反复地问我："那么，这对你意味着什么呢？你的写作没有任何进展吗？"这终于惹恼了我。仿佛是一场搏斗开始前的倒计时，我知道在某个时刻，我不得不挺身而出。我必须说点什么，不然一切都结束了。你反复问了我三四遍之后，我说："我猜我感受到的并不是写作本身，而是我头脑里的那份根深蒂固的评判，这份评判总是指向零点，随着外界的赞扬或批评朝不同的方向轻微摆动。"我从来不泄露我隐密的快乐，当我谈到我和卡尔的时候，声音阴沉，而实际上周日和周一的早晨是那般可爱，柔情而又轻松。我为什么不能真实地表达自己呢？（我父亲最喜欢用的批评："金妮，你一辈子都在贬低自己。"）我为什么不能告诉你一些好事情呢？更何况我知道，你很想听听这些事情。

我跟你说话的时候，一直在有意识地想着上次我跟你说了些什么。我不想在这次的治疗中重复我自己。但最终，我还是重复了自己。

我不想一进入治疗室就谈论性，因为这听上去太像安·兰黛丝*，成熟老到而又不带个人色彩。更何况，性的重要性对我并不在于性事本身的时好时坏，而更在于事情过后的报复。在那些对自己充满憎恶、又担心别人的惩罚或认可的时刻，我竭尽全力地去面对漫漫的黑暗与良知的拷问。

当你那么平静地用"去反思"这个词时，我真是太喜欢了。（那天，我在3个不同的笑话里用到了这个词。）这句话说到我心里去了，我庆幸，你希望从我这里得到的不仅仅是一些表面的描述。

治疗近结束时，我谈到桑迪——我的一个自杀而死的老朋友。那些不听从精神科医生劝告的父母令我生气。但我并没有意识到自己的愤怒。当怒气过去，一股伤感夹着宁静包围了我，我同时

---

* Ann Landers，美国报刊专栏作家，回答读者问的各种问题。——译者注

觉得自己是开放、不封闭的。还有一种温煦的感觉，类似孩子梦想性时的那种快感。

这时候你提醒我治疗结束了。每次我受到这样的提醒时，就又一次觉得一切都是短暂而不确定的。那照在我身上的光即将熄灭。精神科医生以笨拙的议会式的程序将病人送走。"下一次两点钟行吗？"你问道，其实两点钟对我并不方便，但我没有一下子想到。直到在回家路上，我才有时间咀嚼这个问题，并想出无数解决的法子来。

一开始我就并不打算很认真地来写这些治疗记录，我希望我的写作会随着洞察力和经验的积累，自然地形成自己的风格。在开始写这些前，我就已经放弃了。在治疗中，我仿佛是个筋疲力尽的人，出于习惯而马不停蹄地做着阅读，但目光只盯着那些打印在纸上的笔画上，而并没有读懂那些字里行间所包涵的意义。昨天，跟往常一样，我被极端的自我意识所占据，仿佛被粘在那个肤浅的、规范着我应该说什么、做什么的框架上。对着一面镜子吟诵。即使破碎了，一面镜子也不至于带来坏运气。(但这些并不是什么值得争论的话，只是无聊的废话罢了。)

你说你只想知道在治疗中发生了什么。开始的时候觉得这样限制太大了，但后来一想，就觉得很新鲜清爽，就像悬挂枝头的茂密枝叶给剪除了。而你一直要6个月后才读到我的文字，这意味着治疗不至于成为对写作的评价，也不能通过文字来做什么补偿。后来我开始意识到你说"6"个月，这6个月成了一个保证，令人安慰舒坦。

10月14日
亚隆医生

治疗安排在12点30分。12点25分的时候我在候诊室里见到了金妮。我手上有一份东西想要交给我的秘书，但它又不那么重要，所以我原本可以在12点25分的时候见金妮。但结果却为了一些无关紧要的事情耽搁了，见金妮时比预定的时间晚了3分钟。我不明白我为什么会这样对待我的病人。有时候，毫无疑问的，是我对病人的反移情和阻抗。但跟金妮却不应该如此，因为我很高兴看到她。

今天她看上去很好，穿着一件简朴雅致的裙子，还有罩衫和紧身袜，她的头发几乎是梳理过的那样，但很明显的，她在发抖。治疗的前20～25分钟进行得毫无目的和章法，我不知道这1小时应该往哪里走。她昨晚上过得极其糟糕，每隔十来分钟，焦虑就袭上来。这一阵阵的焦虑都跟过去一些可怕的感觉与经历相关。而似乎只有这些感觉和经历，才能让她感到时间上的连续性。

我开始琢磨着她晚上焦虑阵发的时机是否跟我们的治疗有关。在一周的时间里，她一共有三次这样的焦虑阵发——一次在治疗前一夜，一次在上次治疗后的晚上，但第三次在一周的中间；从这里入手，并没有什么大的发现。我于是针对这些焦虑发作的内容来工作，这简直就像是行走在流沙上。我一脚踏得太深了，完全陷了下去，接下来的一整个小时都在试图从中爬出来，因为那全是原始的、早期的、未成型的东西。

接下来，我做了个比较愉快的选择。我索性变得具体而精确。我说："让我们从头来过，将你昨天一天以及昨晚上是怎么过的仔细回顾一遍。"我经常要我的病人这样做，也建议我的学生试着用用这一办法，在治疗的困境中，这种方法常能让你重新找到一个立足点。于是金妮就开始回顾她的一天。早晨起床时她感觉挺好，接着写作了一两个小时。虽然她对写作轻描淡写了一番，但她还是承认她的创作要比平常更活跃，她正在写一本小说。这让我感觉很好；对她又能够从事写作，我感到特别骄傲，是的，简直太骄傲了。然后她躺在床上读一本由一个女精神病医生写的有关女性性无能的书，这个女精神病医生我并不认识。金妮读着书，开始被性的感觉所淹没，于是开始自慰。她这一天的下坡路也就从那时开始了。后来她又去了邮局，在邮局她撞见了卡尔，她羞愧自责，无地自容。她开始用她特有的方式责备自己；如果没有自慰的话，她可以留着在晚上给卡尔的，等等。事情越变越糟：她把饭做得难吃无比；晚上她精力充沛地想出去走走，而卡尔却累了想睡觉；她希望跟他做爱，可他很快就睡着了；她担心他是在拒绝她，因为他已经有两三个晚上没碰过她了。她又无法试着主动地去接近他。

她还谈到上周六，卡尔忙了一个上午，下午的时间则用来一个人散步，一直到晚上8点半才回到家。等他回家的时候，她都不好意思跟他说什么时候想同他一起散步。那个晚上，每当他想亲近她的时候，她就哭起来。我觉出了金妮对卡尔的矛盾心理。当金妮反复地讲述有关卡尔离开她的幻想时，这种爱恨交织的心理变得格外明显。那时，她将和她的朋友伊芙一起去意大利，在那里写作，喝热巧克力。这都让我觉得虽然她常对卡尔表达无私的忠诚，有一部分的她还是想要脱离卡尔。但在治疗中围绕这一点来工作却是不容易的，因为金妮还没有能力来对付这些东西。但也不一定——我不能让她以"脆弱之花"的姿态来控制我，让我变得温情而无能。

结果我在治疗室里大谈弗兰克尔。昨晚上我读他的一本书，并一直想着书中的内容。每当我"现学现用"，在治疗中应用从别人书里读来的治疗技巧时，我就对自己感到厌恶。尽管如此，我还是竭力想如弗兰克可能做的那样来对待金妮，而且效果相当不错。首先，我提醒金妮，她天生就比较焦虑，她的父母都很焦虑，所以不难想象她可能在遗传上就有焦虑倾向，甚至性紧张。我想着金妮对我已经有了足够的信任，我可以帮助她消除对自慰的负罪感。在治疗中，我曾有几次回到自慰这个话题上，想弄明白她究竟对此有些什么愧疚。当她提到诸如"这很奇怪"和"这很脏"

以及她"宁愿为卡尔留着"的时候,我告诉她真正值得奇怪的是她接受一些相信生物能量说的精神科医生的建议,每个早晨通过呕吐来缓解紧张。我告诉她自慰并没有什么错,如果她有剩余的性能量,何不每天都自慰呢?这不一定会削弱她与卡尔之间的性关系;事实上,如果她不再那样焦虑,可能反倒有助于他们两人的关系。在这里,我试图做着两件事:一是确定金妮的症状;二是缓解焦虑。我认为这应该对金妮有点帮助,虽然我确信她会发展出另一些症状和焦虑。

接下来我指出天生的那些多余的焦虑与性紧张(我用很具体的词来描述之,譬如不能很好地代谢肾上腺素)并不等同于她这个人。她,金妮,远远高于这些外在的因素。我开始检查她基本的价值观。我问生活中什么对她是真正重要的;什么是她真正看重的;什么是她要坚持的。我很想问她有什么是她会誓死捍卫的,好在我克制住了。金妮说她真想"被人注意","进入主流",她很珍惜跟卡尔的关系,最后她说写作对她很重要。自然,如同反射一样,我抓住这点大做文章,她听了马上称她的写作"很肤浅",并补充说她知道我会说不是的。我也就顺着说,"它并不肤浅"。她笑了。我接着说没有人能够替你写作,那是她一个人能够做的事情,哪怕没有别的人读,但这件事对她依旧很重要。她看上去同意我的看法,而这一小时也快结束了。我显得有点权威,但我觉得跟金妮我需要这样做。有时候真是令人难以置信,这么个可爱而轻快的灵魂居然真的在承受着那么多的苦难。

10月14日
金　妮

　　这次治疗对我很重要。我觉得我能透过眼泪来交谈、思考和感受了，而不仅仅是哭泣。我更能够切中要害，而不让嘲讽或魔法占上风。我达到了某种平衡。我没有用治疗驱走我的情感。治疗结束时，我觉得不那么紧张了。我很感激你跟我讲话，跟我说一些事情。这样我不觉得是我一个人孤单单地在屋子里。如果是的话，我会觉得困惑，六神无主。当你说所有人都手淫时，我一下子非常难为情，因为我觉得那是你在告诉我一些有关你的事情。我无法看着你。我总觉得每个人都很体面，你无法看到他们生活中的隐私，唯独我的生活是透明的。

　　我觉得这次治疗帮我很好地应对了我的紧张，帮助我更好地理解自己。但是我还是困惑，为什么我总说些我男人的不足之处。在复述一些事情时，我知道你听到的只是一面之词。我苦恼于我的不公平，并担心会因此受到惩罚。

我将卡尔和我自己弄得像是学校水族馆里的青蛙和它的昆虫——那么的紧张。其实我们之间还是有很多放松和美好的时光。我想我只是集中在坏的方面，因为它们是那么地消耗人。

　　我靠节制生活。"我不这样做，可能别的就会发生。"我的头脑里好像有一本支票，为了还清旧账，总是欠下新债。

　　治疗结束后，我觉得自己又回到了自我中心；不那么笨拙尴尬。我可以至少向3个冲动屈服——进食，在斯坦福墓地里的仙人掌丛中小坐，以及深深地吸入花草和树木的气息。

　　当你告诉我看上去好了一些时，我感觉很坏，因为我没能告诉你，你穿着那身黄褐色风景图案夹着雨丝般条纹的衣服简直帅极了。我压抑了一些事情。

　　我不知道我是否会试试你告诉我的事情。我知道在一开始它们会让我抑郁，并惩罚我。它们会让我压抑是因为它们发生在我的生活中，跟我密切相关。那也是我如此害怕被抛弃的原因。我怕被他人抛弃，因为很久以前我将自己抛弃了。所以当我一个人时，其实什么人都没有了。我总是用我的经历掩盖我自己，而你要我去接受一部分的我（紧张）并以此为起点。

10月21日
亚隆医生

今天更好些了。什么更好些了？我更好些了。事实上今天我简直好极了。感觉好像我是在观众面前表演一般。那些会读到这些的观众。不，我觉得那不全对——现在我正做着我责备金妮的事情，否认我身上的积极方面。今天我对金妮很好。我努力地工作，并解决了一些事情。但我有时候想我是否只是想给她个好印象，或者想让她爱上我。天哪！我何时才能不这样呢？不，这些想法依旧在那里，我必须用第三只眼睛或第三只耳朵注意了。我要她爱我什么呢？不是性方面的，金妮并不会激发我性方面的感觉——不，那不是完全真实的，她会，但那并不很重要。那么我是否想让金妮知道我是那个激发和培养她才能的人呢？有那么一点。有一瞬间，我发现自己希望她能看到我的书架上并不都是精神科的书，还有奥尼尔的戏剧，还有托斯陀耶夫斯基。天哪，这是多么沉重的罪孽！真是荒唐啊！我正帮助金妮解决一些有关生存的问题，却依旧放不下我那小小的虚荣。

金妮怎么样呢？今天她看上去无精打采。头发没梳，没有一处是直的，穿着破了的牛仔裤和打了补丁的衬衣。她开始告诉我上星期有个很糟糕的晚上，因为没能达到高潮而整夜未睡，担心卡尔会拒绝她。她随后开始想到当她还是女孩子时，在中学里整夜醒着的情形了，听着同样的鸟在清晨三点时鸣叫。突然我又一次跟金妮进入了一个朦胧、模糊、神秘的魔法世界中去了。这一切多么动人，我多么想在那迷人的雾霭中逗留——但这是禁忌。这样做太自私了。于是我开始着手解决问题。我们回到她跟男友的性生活方面，并谈到阻碍她达到高潮的可能原因。卡尔显然可以帮她激发性欲并达到高潮，但她无法开口跟他说，然后我们谈到她为何无法开口。我觉得金妮几乎是故意让我有机会来展示我多么具有洞察力以及对她是多么有帮助的。

第二个问题同样如此。她说她在街上碰到了两个朋友，而她照例表现得像个傻瓜。我跟她分析，并触及一些金妮没想到的问题。在跟他们的街头偶遇中，她的举止让他们在临分手时说："可怜的金妮。"于是我问："那么你可以说些什么，让他们觉得你精神很好呢？"事实上，我向她表明，她可以跟他们提她正在做的一些积极的事情。譬如她正在参加即兴表演小组，她写了一些东西，她有男朋友，她在乡间度过了一个有趣的夏天，但她从不谈她身上积极的东西，因为那不会引发"可怜的金妮"这样的反应，而她非常强烈地只想得到这样的反应。

我指出，在治疗中她跟我也是一样的。譬如，她从未告诉过我她能够跟一个专业的演出队工作。她的自我埋没是一个贯穿的主题，一直可以追溯到她在小组中的表现。我让她吃了一惊，我说她刻意让自己看上去像个懒散的人，哪一天，我想看到她打扮得好好的，甚至想帮她梳理头发。我想将她沉溺在内观中的凝视调转开，提示她的本质可能并不存在于她那无边的内在的空洞中，而是存在于那个外在的她，甚至存在于跟他人的关系中。我还指出，虽然她需要内省去写作，但若没有写作或其他形式的创作，内省则成为一种毫无益处的练习。她说上个星期确实写得相当多。那让我很高兴。可能她是想给我一个礼物，给我一些可以期待她好转的东西。

　　我试着让她讨论我对她的期待，这是我的一个真实的盲点。我猜想我对金妮有着极大的期望；我真的是在剥削她的写作才能，让她为了我创作；我让她写作而不用付费，有多少是纯粹的利他？多少是我的自私？我想继续逼着她谈她认为我对她有何期待；我必须集中在这一点上——全能的"反移情"——我越是膜拜它，我给予金妮的就越少。我必须避免的是用皮格马利翁的期待来填补她内在的空洞感。

　　虽然她让医生陷入两难处境，但她是个迷人、令人喜欢的人，金妮是的。我越是喜欢她这样子，她就越难去改变；但为了改变，我必须告诉她我喜欢她，而同时我又必须让她知道我也想要她改变。

10月21日

金 妮

（三周后交上去）

如果我看上去更自然的话，可能会发生一些事情。所以我没摘下我的眼镜，但可能什么事都不会发生。

我谈及那个从一开始就很糟糕的星期二。你提到的以及需要的那个健康、充满活力的我，真是很鼓舞人。我对"成功"的一般理解是我能够释放多少，能够成功地做些困难的事情，譬如哭泣或不沉溺幻想清晰地思考。你将我往那个方向推。

我很喜欢这次治疗，而以前，我若这样享受我的感觉和活力的话，我就会觉得不安。我似乎看到别的行为方式。虽然在治疗中和治疗后，我一直在怀疑这种乐观的情绪。我后来去了学校，而这种想法一直持续地伴着我。幸福总是要更难些的吗？

我回顾你对待我的方法，如同对待一个成人。我想知道你是否觉得我可怜，如果不，你又是否觉得我虚伪或者我只是在医生办公室里你翻阅的一本旧杂志。你的方法让人感到安慰又很奇怪。你依旧认为你可以问我问题，而我的回答将是有用的或是有悟性的。你对我充满了兴趣。

在治疗中我有点自夸，想炫耀我的好。我不经意地说些自我纵容的话，譬如我漂亮，譬如表演小组，譬如我写的那些好句子。我知道这是浪费时间，因为它们对我没有任何好处；我知道不管有没有你，它们都会在我的头脑里掠过。甚至你的"我不怎么明白"也是对我难以琢磨的言行举动的恭维。而我其实也并不十分明白。只有上天知道我所说和所感之间的区别。而我的说法大多数时候都不令人满意。在治疗中有几次我没有按照头脑中预设的方式来回应，让我体会到一种恒久的活力。

所以昨天的经验有点奇怪。我通常不信任别人说的话。譬如家长鼓舞士气的话。我常常这样对自己说。

但治疗结束的时候，我并没有难受，也没有失望。听你谈我的头发和衣服真有趣，有点像我的父亲，又不太像。可能你觉得梵妮穿着很得体（另一个小组成员）。我觉得她很吸引人但遥不可及。我好像是一个弯得很厉害的衣架，衣服随时会滑落下来。我喜欢看上去挺英雄的，好像我刚做成了什么事情。虽然我不喜欢我在着装上稀奇古怪的本能。有时候，我努力了，但看上去还是邋邋遢遢的。

治疗的当晚我一点都没睡好。我的胸腹间有一股血脉涌动着，整夜都能感觉到心脏的跳动。是因为在治疗中我没有得到释放还是因为我迫不及待地要开始新的一天？我急切地要开始。我在这里谈这些，因为我不想在下次治疗中谈这些。

我觉得在治疗中自我意识太强是错误的，诸如，"我觉得腿里有什么东西"。这些是充满感官体验的下午所遗留下来的廉价的东西，会阻碍我向你引领的方向去。你一定会厌倦、处罚和放纵它们。

你说我无法脱离精神分裂症，这很有趣。（我依旧觉得紧张症正在我的袖管里。）从某种意义上来说，这剥夺了我的浪漫感觉。在社交场合，我觉得自己很尴尬，很匮乏，不能跟人和谐相处。一定有别的方法的。M 医生（小组治疗的协同治疗师）觉得我说的事情有些太"脱离现实"，太古怪，只有先记录下来才能慢慢理解当中的微妙。我想你知道它们一钱不值。我总是看他在做着记录。我记不太清你的脸了，除了你坐在对面，等待着什么。你好像充满耐心。我不想看你的脸，因为我知道我什么都没有说。如果你的脸在不恰当的时候露出笑意，我会不再信任你。

在前几次治疗会谈中，我可以随心所欲地变坏，所以将来的改变会是多么可爱啊。

11月4日
亚隆医生

做完治疗后，我的口中有一种金属味，并不太满意。压抑，正是这个词。金妮进来的时候，为没有带上上周会面的记录而道歉。她说她已经写了，但昨晚没能将它打出来。当我仔细问她的时候，她说她准备打出来的，但里面有很多牵涉到手淫的内容，所以卡尔在一边的时候，她不想打印。我问她通常是等这么久才打印的么。她说不，她通常在第二或第三天就打的，但这次她知道接下来两周都不会来见我。当然，我同时想知道上个星期没见到我对她意味着什么，有多少恨或失望在心里。她有两个星期的间歇，但是什么报告都没有带来，而之前，她从来没有这样过，这显然有点奇怪。我确信在某种程度上，她正撅着嘴，想要惩罚我。

她接下来提到的事情证实了我的怀疑。她在旧金山的联合广场看到我和一个女人在一起。我说那是我妻子，她也认为自然是的，她补充说，她是那么年轻和漂亮，我们两个在一起看上去幸福极了。她（金妮）对此也抱着很好的感觉。她还想知道那是不是我上周没见她的原因——是不是我决定跟妻子度过这一星期。那她对此感觉如何呢？"非常好。"我绝对怀疑！

我问她将治疗记录打出来的时候，是否会改动当中的内容。她承认有时候会。譬如，前一周，她就将那些看上去有点像跟我调情的内容去掉了。因为她随后就为写了这些东西而感到不自在了。就这样治疗第一部分的交谈总的有点压抑，甚至有点尴尬。在某个时刻，我很坦白地问她是否可以谈一些更深层的东西，譬如她那些没有能够表达出来的感受。但她拒绝接受我的探问，坚持说已经没有什么没谈到的事情了。相对来说，一切都进展得很好，她没有特定的问题要说。

确实，一切似乎进展得都不错：醒来时的恐惧感好像已经减轻；我每次治疗后给她开的药，似乎打破了这个周期，虽然她很谨慎地让我知道这个药并没有完全成功，因为服药后，她会觉得困倦压抑。告诉你实话，我已经忘记究竟给她开了什么药了。我只记得给了她一个作用很温和的镇静剂，并不至于造成这样强的副作用。但她一直在写作，也很有活力。她开始了一系列的活动：每周两次德语课，瑜伽，在家里举办了几次聚会，舞蹈课。看上去她真的有了很大进步。她对我跟她谈论自慰一事很是感激；因为这种讨论让她获得了一种解放，她在自慰时不再有负罪感，也不会一整天都想着这事。

她今天真是漂亮极了。我的萨利文椅子 * 正以90°的角度对着她，让我更多地看到她的侧面。以前有几次，特别是在小组治疗中，我觉得金妮实在不太好看，但今天我觉得她很可爱。

　　她竭力地想为我提供点什么，所以主动跟我谈了她的两个梦。我们花了几分钟谈这些梦，其中一个有着比较明显的俄狄浦斯成分：在梦里，她躺在床上，一个男人走进房间，手中持着的银色雪茄象征着男人的阴茎。对这个梦的联想跟她小时候醒着躺在床上，听着床发出吱吱嘎嘎的声音有关，她知道父母正在做爱；另外一件事情则发生在她21岁那年，她对父亲说母亲曾经告诉她性并不是生活的全部，她父亲显然受了伤害。有足够的证据表明她想拆开她的父母，夹在他们中间，但我跟金妮谈这些显然有点愚蠢。这一类对过去的重建、解释与澄清并不能帮助金妮。跟她一起重返过去是一个具有诱惑力的、迷人的旅程；但她对这块领地太了解了——每一次都把她从现在带到过去，也将消除所有我对我们之间发生的一切的理解以及带给她的帮助。所以我将话题转到了现在。

　　卡尔总有一天会离开她的念头总是挥之不去，而如果真的发生那样的事情，她将住进林中的小木屋里，并逐渐地成熟起来。她称这很可怕，因为这一定意味着她想让卡尔离开她，但我指出，这个幻想中令人欣慰的一点，就是它是指向生命的，并提供了一种希望，那就是即使卡尔真的离开了她，她也并不会消失。我故

---

* 萨利文椅子是一种椅子的品牌。——译者注

意提醒她，每当卡尔回家晚了，她就幻想这样的情境出现，并试着想5分钟。对性关系一事，我也提了相似的建议。她说总是听见内心有一个微小的声音告诉她，她并不在那儿，她是分离的，她并没有跟卡尔联系在一起，"这并不是真实的"，然后在事情过后，又为没有好好地体验性的过程而谴责自己。我建议她主动地担当这个声音的角色，随时唤起这个声音，以便让她控制这个声音，而不是被这个声音所控制。我这样做，是希望告诉她其实什么事情都不会发生在她身上，相反，是她引发了这些事情。

治疗接近尾声的时候，她引述了亚力山大·波浦*笔下的一个女人，看上去跟金妮本人很像，但她不想象那个样子。我已经有15～20年没有读亚力山大·波浦了，我真希望她能够提一些我比较熟悉的作家，这样我可以更从容机智地做出应答。我觉得这也反映了我对明天将在"现代思想"讲座演讲的紧张，我对文学知识的匮乏已经大大地超过了我对文学的兴趣。

---

* Alexander Pope是一位英国诗人。——译者注

11月4日

金　妮

昨天我真是挺紧张的。我一边说一些无足轻重的事，一边竭力想着该说些什么，于是想起见到你和你妻子这件事情来了。我正和伊芙坐在车里，讨论着一本叫《性妥协的自由》的书，里面推翻了阴蒂高潮不该在成熟女性身上出现的结论。正在这性讨论的中间，你和你的妻子在我们面前穿过人行道，像极了电视剧中的一幕。

我假装我的一部分正做着我该做的事情。譬如，在治疗的最后五分钟里，那"部分的我"正好盯着你叉开的裤子，并想象我看到了什么。我即刻为这念头感到困窘，并将话题扯开去。你立即将腿交叉起来。我将自己分割了，因为我做了"我"所不该做的事情。我迫使自己继续想下去，因为我知道这将打破我的注意力和治疗进展，似乎有点自欺欺人。

我总是很喜欢你给我一些指示。我对自己的行为更了解，行为就是行为，不是什么神奇的东西。昨天晚上，我了解了我的恐慌是如何开始的。我想到了什么事情，我屏住呼吸去聆听，这时我的胃开始疼痛，让我觉得像困在电梯里，出不去了，并且在我意识到之前，已经抵达一个倒霉的楼层。

今天的治疗让我很紧张，比我走进治疗室时还要更紧张。

11月12日
亚隆医生

挺奇怪的一次治疗。我可能什么都做不好，因为昨晚上只睡了两个小时。我在海边的朋友家里待了一天，在外过夜的奇怪感觉以及外面海浪拍岸的声音让我难以入眠。我马上想到这多具讽刺意味呀：第二天我将见到金妮，而她经常抱怨晚上睡不着觉。而我昨晚上的失眠却是不同的，因为我处在一种舒适的清醒状态，我可以眺望和倾听大海，并读着卡赞察克斯*，但我也经历过那种不甚愉悦的失眠之夜。我从来没像现在这样觉得自己是个骗子，在失眠的焦灼之夜之后，为一个主述失眠而实际上比我睡得还要多的病人提供咨询。有哪个士兵会跟随一个在战役开始前的晚上紧张地绞着双手走来走去的人呢？但我没有取消这次治疗，因为我觉得今天我可以胜任工作，而且在治疗当中，我几乎没有觉察到我的疲惫。

---

* Kazantzakis，1883—1957，20世纪最重要的希腊作家和哲学家。——译者注

但我迟到了10分钟，为了提神，还破例带了一杯咖啡。我问她是否也来一杯，她有点窘迫地推辞了。她的妹妹正来看望她，于是她便从她对妹妹的妒忌开始谈起。她觉得妹妹比起她来显得更有主见，对跟某个特定的人一起生活的信念更为坚定。我努力试着让她明白，这实际上只是一种姿态；我问她这是否意味着她的妹妹真的比她更有责任心，或者意味着她妹妹能够在某些情境下忽视一些消极的情绪，或者干脆就是对自己矛盾情绪回避和自欺呢？对这样的"积极"究竟有什么可羡慕的呢？她意识到事情可能正是我说的那样。

我接下来跟她谈那个隐藏着的小魔鬼，它粉碎了她所有获取快乐的努力，让她无法享受性，享受到欧洲的旅行，享受生活本身。而她只有这一生，她唯一的一生，不可能延期。而当她稍后感觉好一些了，她也已经无法将先前的生活回放。"金妮，你现在正在经历你的生活，无法将之推迟到另一个时间。"我不知道我的这种策略究竟有没有用。我是不是过于说教了呢？

另一个重要的主题是她的愤怒，更准确地说，是她在令人气愤的情况下的愤怒缺乏。譬如，她谈到跟女房东的关系。这个房东反复无常，足以让每个人都发疯。金妮对她的反应只是"心里觉得麻木"，并更努力地对房东示好。我们谈话围绕着对他人的愤怒或厌恶感如何会转变成内在的那种麻木。在后来的讨论中，我担心她将我的建议误解成不要对人友好，并将她所有的怒气都发泄出来，对此我特意让她知道，她不用为了自己对别人的友好和慷慨感到羞耻——这些是弥足珍贵的品质，但她有必要在某些情况下表达自己真实的感受。她接着说，当她表现得慷慨或利他时，不知怎么地，总会将这些行为变成坏事情。我要她停止这种弗洛伊德式的简化论*，并接受慷慨与温和是她所具有的积极重要的品质，而且不需要进一步地对此分析。

她很少谈对我的感觉。她有点紧张不安。每次我问及她在某个时刻里有什么感受时，她总是给我一个对生活很抽象的概括，从不触及更深的情感层面。当我问及这一点时，她说当她回家开始写治疗记录的时候，那些在治疗中未曾提及的东西就会浮现出来。有几次她不假思索地提到她要花很多时间来准备跟我的会面。她要等两个小时才能搭上回旧金山的公交车，所以治疗这件事就花了一整天的时间，而且她很焦虑，怕没能很好地利用时间。我则觉得我们之间的关系很牢固，觉得自己跟金妮在一起时，平和而温馨。她是个了不起的人，了不起不仅仅在于她痛苦的能力，也在于她的敏感和美丽。

---

* 弗洛伊德的简化论是指譬如将慷慨行为理解成是对内在罪恶的防御。——译者注

11月19日
亚隆医生

　　金妮穿着打着补丁的牛仔裤，显得格外柔弱。她轻声地承认没有将上周的治疗记录打出来——她一直等到上次治疗后的第五天才开始写，但还没有打出来，甚至有可能将稿子弄丢了。我觉得这一点太重要了，值得我们多花一点时间来谈论。她却不为我的建议所动。她对我所提出的问题没有任何想法。我每次触及此话题时，就比认前更强调一分，我指出，她突然之间将写治疗记录这事给忘了，有点不可思议；为什么现在她要隔五天才写，而以前都是第二天就写？她回答说她有点懒惰，我紧接着问她为什么现在她懒惰了呢。但一切都是徒劳。我强烈地预感到她可能什么都不想说了。而且确实如此。她努力地想找些别的话题，也毫无用处。在治疗一开始的时候，她提到和卡尔因为精神科医生发生了争执。卡尔认为精神科医生没有必要存在也帮不了人。我猜想她是不是觉得必须在我和卡尔之间作一个选择。但这也没有用。

我有点失去耐心了，就让她沉迷在她的无助当中。

当我回顾治疗的时候，转机可能出现在我非常清晰地指出，"根本就不存在魔法"。金妮问我指的是什么，但我知道她是明白的，她也承认她是明白的。我指的是我将她从小组治疗中带出来，单独地见她这本身没有什么魔力，如果她不让一些事情发生的话，那么，什么都不会发生。她对我说的有些警觉，并问我将她从小组治疗中带出来，是不是故意想让她知道除了她本身之外，并没有别的希望存在。我安慰她不是这样的，但事实又确实如此，除了她内心发生一些变化外，别无希望可言。

接下来的时间里，我试着敦促她更多地谈她和我的关系。有一次，她说我看上去有点像是电影里的老色鬼。当我问及她对我可能有的性感觉时，她却不接话。于是我问她希望我如何看待她。为了顾及我的反应，她需要多么慎重地筛选她的话啊。她说只想让我知道，她努力地想好起来。但难道她没有同时欺骗了我和她自己吗，因为她承认过大多数的时间里她并没有努力。

终于，在后来的时间里，她谈到希望能够在我面前像个女人（因为她坐在那里仿佛是个孩子），她希望对我具有吸引力，但她今天还是穿着粗糙的衣服，因为昨晚上她感觉很差，甚至想在车上时睡一会。（昨晚她的偏头痛发作了，这是在见我之前的第二次偏头痛发作。）今天我对她颇为苛刻。譬如，我明确地表示虽然她一直说想取悦于我，但她又存心地做一些让我失望的事情，如不带写作材料来。我再次指出，她不想写作的背后可能跟她对我的感觉有关；很明显，当她停止写作的时候，也停止了在治疗中说话。我同时决定提醒她一个现实，写下对前一次治疗的小结这事情，她别无选择——因为那是一个成人（虽然我没有用这个字眼）所做出的约定。我的话语中隐藏着没有说出的威胁，而且我是当真的，那就是如果她不能履行这部分约定的话，我将停止见她。她似乎有点沮丧，说她感觉自己像一个在代课老师面前的幼稚学生。

后来讨论到女人的吸引力的时候，她表达了对她自己身体的一些不好的感觉，尤其是她过长的阴唇，让她觉得自己很丑陋，不像是一个女人。我觉得这跟男人觉得自己的阴茎短小有点类似。由于她从来没有跟其他的女性身体做过什么比较，更多的只是不断地强化着对自己的坏感觉，我因而打趣地问她跟谁比较过没有。

我随后问她是否觉得比以往更想取悦我。她说是的。我问她是什么时候开始的。她哭起来，哽咽地说似乎只有通过谈她那些令人不愉快的东西才能取悦我和她自己。我告诉她我并没有同感。我很高兴，她能更真实地面对自己的情感，而不是抵抗或否认它。只要她对自己真实，我并不在乎我们所谈论的话题本身是否愉悦。她似乎理解了，治疗结束时，我觉得我们的谈话显得更亲近更和谐了，虽然她在这一个小时里有点不安。为了让她放心，我提醒她下周三正好是感恩节的前一天，但如果她打算来的话，我会在这里等着她的。我真正想说的其实是，"我真的很在乎你，虽然是个节日，我还是会在这里等你的。"

11月19日
金　妮

当我搭上公交车的时候，口中说着"涣散"，而整个上午这就成了一个暗示。治疗的3/4的时间里，我都觉得很涣散。为了避免显得愚蠢或无聊，我必须将注意力集中在我所做的事情上。虽然你听我说着诸如"我对着我的指甲咕咕哝哝地说着话"，但你却不知道，我必须在心里将这样的话预说一遍。这有点像是为了不将你完全排除在我的思想之外，我把它说出来，然后跟你一起作个旁观者。我跟你提起的那些事，其实对我并没有很深的触动，虽然我可以咕哝上40分钟。就仿佛走进动物园里，望着动物，但实际上却只关注着笼子。你不能将笼子错当成动物。

至于我说你看上去有点像《特丽丝塔娜》中的 Don Lopez*，我

---

* 《Tristana》，1970年由Luis Bunuel导演的戏剧。Don Lopez为剧中一个自命不凡、靠变卖家产维持生活的男人，最终将因癌症失去一条腿的女主角特丽丝塔娜卖为妓女。——译者注

先是跟卡尔开玩笑时说的，有点牺牲你来取乐的意味。但在我的眼里这绝不是什么坏事。我很希望能够引发这样的一个梦，在梦里你可以扮演一个鲜活的角色。

当我说出我为让你失望而感到难过的时候，我开始觉得自己在治疗中变得真实起来了。在小组治疗中我从未觉得让你失望，因为你对我并没有特别的期待。小组中有太多沉默的人了。而那时你也更像是个想象中的人物。然后我开始说话，说着可以被归为"性"或"坏事情"的话。但当我说着这些的时候，我看见自己蜷缩着，被包裹在紧身的裤袜中，也看到一个小女孩的笑靥。我总是感觉到内在的这份存在时，就抑制不住地开始哭泣。我觉得我仿佛要将那个可怜而真实的孩子拖拽在身边。你问了我一个至关重要的问题："你将自己当女人看待吗？"我知道，"不，不。"那就是为什么总有那么一点兴致勃勃，那么一点挑逗，然而更多的是我跟女人这个身份调着情。没有人能够侵犯我。不是一个被男人所诱惑的女人，而是一个做错了事情的情绪不稳的小女孩，想过上一份好生活。

然后你说："你有没有取悦我呢？"我知道当我们开始分析"我有没有刻意取悦你"这一点时，我让你很高兴，而这样的分析又将我带回到另一部分的自我：那个与你平等的个体。然而这很不真实，因为我只想要依偎在你怀里被你轻轻地摇啊摇。我想我走题了。于是我就又回到那些有关"性"与"坏事情"上去了。我讨厌越过自己的肩膀往回看，但我总是这样做。你自找麻烦。你促使我去分析自己的感觉，而对我来说，只要拥有这些感觉就够了，完全不必去分析它们。但我在谈论感觉时，也曾经体味过愉悦。不必老是正儿八经地板着脸，并能够将这些感觉说出来，这让我感觉释然。当然，富有戏剧性和讽刺意味的另一个我正斜着眼，古里古怪地看着我，仿佛想阻止我谈论感情，转换一个话题。

所以我说："那些念头会出现，真是很可怕。"我这样说，并非想迎合那个嘲讽的我。事实上，我充满感激。这让我觉得我并非在谈论什么事实，而只是在谈论感情。

我还是觉得治疗有了进展。譬如我不想在下一次治疗中一切都从头开始。也不想结束这一次的治疗。

那个有关肉体的梦是少有的性意味很强、真正牵涉到肉体的梦。围着我的那些正在拉我肉的人是一些医生。当我集中在治疗上40分钟后，坐在草地上写下这些文字。但之后我还做了一些我认为对我有益的、实际的事情。我意识到那些让我感觉愉快的想法，和那些卡尔共度的让我感觉真实且没有眼泪的时光。我还意识到感觉并不一定是感觉，而可以是一种搁置与悬念。譬如以前我知道我必须写治疗记录，但我没有；我也知道我应该将它打印出来，我也没有；我知道我应该这样思考，而我没有。我的很多时间都花在这样的搁置上。我在治疗中也是这样，是我生活本身的一份不完美的复制。

11月25日
亚隆医生

今天跟金妮的接触亲密、流畅，完全有可能没这么好的，但我格外地努力，而金妮也愿意配合。"偏头痛，"她说，"从昨天就开始了。"又一次，我说。我想她已经有好几次在见我前一天有偏头痛了，同时还有夜间的惊恐。我温和地提出这一点。她好像不明白。我于是又问一次，事实上我问了好几次。她躲躲闪闪的，好像不懂我的意思。我问她为什么每次她谈及见我的感觉时，从来不用代词"你"。这让我确认她在回避我。她回答了我的问题。我有点惊讶。我们彼此了解，已经有两年了，当我发现她依旧不能谈论我甚至竭力回避谈论我时，我还是有点惊讶。她有她的原因。她觉得这样开始谈论我，会让她跟卡尔的相处变得困难。那简直奇妙极了，我这样想，同时也这样说了出来，仿佛思想一旦由声音道出就将变成现实。她点头同意，并略微谈了一点。我直截了当地提到她不能直接用"你"来称呼我，并问她我在她的幻想中担当着怎样的角色。那时，她稍稍松动了一些，打开了那扇关闭的门。她表明她幻想自己能够写一个故事，赚300美元，然后给我买个礼物。我试着逼她告诉我是什么礼物。她记不得了。我问她为什么要给我礼物。她说，以报答我对她的信心。所以，她必须写一个故事。我困惑她还想给我别的什么礼物。

这时候我正拐弯抹角地想让她说些可爱的话，但她说不出。她说这让她想起送老师礼物，但你通常是在学期结束时才将礼物拿出来。我变得愈发勇敢，大声地问，"有没有可能你送老师礼物是因为你喜欢他呢？"她开始联系到我们之间的关系上来，并试图打消我的疑虑，"当然，你知道我喜欢你。"我保持着平静："你这么从容地就将这说了出来！"我提醒她自从我们认识以来她一直在回避承认这一点。而且，喜欢一个人有很多层面——喜欢我也一定有很多的方面，但她还是不能表达任何一方面。她变得更坦率了，谈到去年我在带小组治疗时，她是多么喜欢我，每当我说了对其他病人有帮助的话的时候，她就会默默地为我欢呼。但今年情况不同了，因为她自己是病人，很难同时是当事人和旁观者。沉默。我问她在想什么。她的思想开始游移，她说她开始想她以前的男友——彼得。我顺着她的思想。

我们谈论彼得。她告诉我就在卡尔迈进家门前几分钟，彼得打了电话给她。她告诉彼得她必须挂电话了，随后她为此感到内疚，在20分钟后又打电话给彼得，并为她所做的一些坏事情愁眉苦脸。跟以前一样，我将那些坏事情一一过了一遍，并指出她如何过度地分析了每一件事情。为什么她不能满足于一份简单的好心情或是觉得自己对他人有益，却总要将每一件事情变成是坏事情呢？事实上，她很在意彼得，她尽可能给予，当第二天她得知彼得已经交了新的女友时，她为他高兴。她在每件事情上都跟自己过不去，觉得她对别人不够关心，给予得不够，或者就是觉得她为他做某件事情完全出自于自己的兴趣。她那个内在的带有自毁性的炼丹师就这样将好的全变成了坏的了。为了强调这一点，我指出她对彼得还是很慷慨的。当然跟往常一样，在说"慷慨"这个词的时候，我的舌头有点不听使唤。而她则结结巴巴地说"多产"*，这是她最后说的一句话："这将是很有成效的一周。"每当我能够让她敞开地谈论对我的感情时，治疗就有了进展。

---

* magnanimous一词，慷慨或高尚，英文说起来也比较拗口。而"fecund"一词，可以解释为多产，也可以解释为生殖力旺盛的。——译者注

11月25日
金　妮

　　偏头痛最让人郁闷之处就是当它袭击你的时候，你束手无策。在治疗室里的时候，我同样感到无措。我内心希望自己能够有一个彻底的改变——没有任何遗憾，也不再像以前那样傻笑。所以当你开始为我所做的一些事情开释，试图让我看到那些不全是坏事情的时候，我觉得很安慰。至于其他的一切都毫无意义。我对你的称赞抱着嘲讽的态度。

　　我曾经信仰宗教，那时上帝好像是我与外部世界之间的一个媒介。为了外部世界的好，我曾经放弃了很多。我蹉跎了很多时光，我曾告诉自己只要我的父母活着，即使永远没有男朋友，永远不结婚也无所谓。虽然我从未做到自己期望中的那般好，但在我跟上帝磕磕绊绊的交流中，事情都按照他的意志发展着，虽然我远非尽善尽美。

　　我会为了维持一段关系而竭尽全力，什么都愿意做。虽然我可能将自己隐藏起来，让别人辨识不出我的存在。

我想，我对你也一样。我努力地想要做得好，但又不想打扰你或我自己。我也知道不必取悦于你——我就这样地坐着，如同在维持某件展品的现状，既不想砸碎它也不想完成它。

当我说起彼得的时候，你说："为什么你总是看到坏的一面呢？"这有点像说如果某个人的鼻子没有多长那一厘米，那么她就算得上漂亮一样。我刻意地在一个念头浮上来时，为了不让它变得过于恶浊沉重，努力地想将之掐断，我曾意识到自己在这样做。恶性循环是我的自然思路。

我知道我需要太多的关注，全部的关注。但只是躯体上的接近，而不需要太深切的关注。

现在我在治疗中都很警惕。我知道你想要探究我对你的感情。既然这些感情并未溢于我的思想和表面，又何必苦苦地挖掘它们。我想，当我谈着我的想法时，一直都是诚实的。但我只是停留在花尖上，从未匍匐在尘土中挖掘出花的根来。我的真诚漂亮而肤浅。

我对每件我有所保留的事情都有感觉，当我沉浸在这份感觉中时，我连同我的情感就自然而然地脱离了那份苛评。

有那么多苛刻的话语，我观察着自己的行为，然后为自己的行为辩护。我意识到这样做并没有什么好处。

这些话并不是针对什么特定的事情来说的。它们只是纠缠着我不放的一些观点。我常被这些观点难住，因而时常不能将注意力集中在某些特定的事情上。

12月2日
亚隆医生

今天我觉得神清气爽，迫切地想见到金妮，并渴望跟她建立某种联系。她进来并交给我有关上次治疗的手稿。当我将它放到桌上的时候，我看见她注视着我。她看上去若有所思，于是我对她说："将它讲出来吧。"她说不出来。她说没什么。随后她说今天早上她刚重写了报告，因为原先的都写在一些碎纸片上。我问她花了多少时间来重写。她说大约半小时，又紧接着说，"我写任何东西都只花这点时间。"我问她这算不算是一个道歉。她否认说她从不在她的写作中花更多的时间，她从不想她在写什么，那些文字只是流淌出来而已。

这一小时的治疗正式开场了。一个抱怨。跟卡尔在性生活上不太好。随后又追加一句——自从我给她那些药片后就这样了。她无法更具体地叙述。我觉得她的话里有一点责怪我的意思，但我又没能在接下来的一个小时里证实这一点。

她的写作进展顺利：整整两个小时，写了10页纸，但剩下的时间里，她感到很伤感。我们花了一些时间来分析她的这句话，看看我们是否能够比较理性地来看待她的感情。她立刻就发现了她在价值判断中的失误。我问她"伤感"是指什么？我认为除了写作外，她至少还在剩下的时间里为第二天早晨的写作找到了一些灵感，那么她做的所有事情都可以被认为是有用的。但她不接受我的观点，她认为一天中的上午和下午是完完全全分开的两个部分——除了偶然的一些梦从早晨一直延续下来。哦，对了，她正躺在一个硕大的女人身上，这个女人有着硕大的乳房和阴茎，她躺在这个女人身上，这着实把她吓着了。这个梦她至少提到了两次。她很想将它弄明白，但我不想。如果我陷入到金妮的梦幻世界里的话，我将无法跟这个有血有肉的人保持接触了，也无法触及我们两个人之间发生的一切，而我唯一可以仰赖的正是我跟金妮之间发生的一切，所以我并没有受那个梦的引诱，而将话题转回到她的感伤情绪上去。从那里，我们进入了她无止境的忧患，她感觉不好，觉得自己让所有人都失望，她所拥有的一钱不值。很快一切都变得清楚了，正如我以前跟她提到过的一样，她的所有体验都是经过了自我否定这一过滤器的，不断的自我抑制——"我毫无价值，我配不上任何好的东西，我是坏的。"

我又尝试了另一个比较合理的策略。我问她，为什么很多人会喜欢你，很多人觉得你有价值呢？有没有可能他们对你的判断要比你自己的判断好呢？她没有应声，但我知道她在想什么。"他们并不真正了解我；没有人能够看到我内在的那份空虚。"她谈到她如何无法继续任何事情。譬如，她进入小组治疗，但整整一年，她都很被动。她只是假装活着，并给予着。她对卡尔也一样。我不得不疑惑那么卡尔为什么要选择跟她在一起呢？她又一次自贬说她只是跟他做戏而已。

然后我问了她一个别有用意的问题。"我为什么要见你？我为什么要继续见你呢？"她看上去有点慌乱，说她不知道，急得眼泪都快要出来了。她谈到她如何无法给我任何东西，又如何极度渴望从这里走出去的时候，已经有了好转，不再那么绝望。她不知道如何才能做到这样。我想说我继续见她显然是因为我在她身上发现了有价值的东西。我没有明说，而是含蓄地让她知道。她说她几乎不能正视我的眼睛。我让她看着我，她于是看着我，突然我意识到事实上她从来没有真正持久地看过我。这样，在今天的治疗中，我们两个就四目相对地看着对方。

她说她突然觉得很紧张，头晕恶心，并开始哭泣。我想找出她哭泣的原因。她只是说她不配从我这里得到任何温暖，却又意识到她正要接受这份温暖了。她必须先做点什么以配得上它。那么她能给我什么呢？如果我让她给我打扫办公室，她会做的。（我想起她曾经热切地跟我说起英国作家Anthony Powell的系列小说，她小心翼翼地建议说，她觉得，我会喜欢读的。）我又一次谈到她所感觉到的黑暗和无用。我将它称之为神话，令人不解的是它的来源。她说并不是黑暗与邪恶，更多是空虚。我告诉她甚至在看着我眼睛的时候，她也被情绪所缠绕着，所以空虚是另一个神话。我希望那是真的。可能我没有给她那种分裂样的空虚应得的评价。可现在我不愿意往这方面想，不愿意将注意力放在这上面，因为此刻她情感丰沛，我宁愿在情感层面上来工作。当我这样说的时候，她哭了。我向她保证，我会一直陪着她，共渡任何难关。她试着转移话题，开始谈她的梦。我告诉她我觉得那个梦一定是有关我的，我就是那个有着大乳房和大阴茎的人。她则将我和她在东部的女治疗师联系在一起，因为她正有着大乳房。

治疗快结束的时候，她的偏头痛开始发作。她说她为自己没在来治疗前开始偏头痛而感到骄傲，但显然危险期并没有就此过去。治疗的最后3分钟里，我指导她做一些放松练习，从她的脚趾头开始往上，主要让她想象她的眼球陷入眼眶中，因为她常抱怨说她的眼睛简直要从头颅上突出来了。这些放松练习似乎有点用。

金妮离开的时候感觉好了一点，而凑巧的是与此同时外面的雨也停了。这一个小时里，窗外雨水下个不停，窗内则泪水流个不停。金妮说她仿佛喝了什么油腻的东西一下子给填饱了。可能确实如此。我想起塞查哈耶夫人*和象征性实现（Symbolic Realization）。那难不倒我。我可以依此来工作的。

---

* Sechahaye夫人，毕业于瑞士日内瓦大学，心理学家，精神分析家。——译者注

12月2日
金　妮

整个一周似乎很有效率，但却是朝着错误的方向。当我走进治疗室的时候，我毫无期待，可能只想坦白地讲那么多。

我一开始哭是因为我感到紧张和挫败。但哭泣并没有如往常那样立即帮我解除紧张焦灼。昨天你好像打破了那个循环。你有点像是指导着我走出那份紧张。我感觉如果我以后再次走进来，若无其事地等待或旁观，装得好像什么想法都没有，而只是一味地哭的话，就是在装害羞了吧。

情况似乎有所改变。我有了进步。我一直拒绝回答你反复问的问题，"我对你意味着什么？"因为我只能用文字来回答你的问题。因为我坚持自己只用文字来表达。有点像是一个只需要简短回答的小测试。

治疗结束前你让我闭上眼睛放松，若在往常，我一定会显得不耐烦，放松练习对我也不会有用的。但似乎发生了什么。从那以后一整天我都没有偏头痛。

当我离开的时候，太阳出来了，我们仿佛置身于好莱坞的惊险心理剧里，我说："哎，雨还会再下的。"我意识到这话真是沉闷冒失，但我并不愿责怪自己说错了答案或仿佛失败了什么的。我觉得它正是我天性中的嘲讽意味。但因为我内心觉得不同了，我可以让内心的咕哝安静下来。我也不再像往常那样觉得自己是个满是回声的仓库了。

整个治疗中，我都试图回到原本的轨道，习惯性地说些没头没脑的话。但你一次又一次地将我带回。

而且，除了治疗结束前，我近乎意识到那里只有我和你。不用担心我在做的事情会被他人——譬如卡尔、我的父母和朋友打扰。

当我感到头晕恶心的时候，我竭力地承受着。我没有立刻去喝三大杯温盐水，然后用手指抠得自己呕吐。我试图去感觉恶心另一面的感觉，那不全是忧惧，事实上还颇令人愉快。

我有点头晕，意识到我跟人交谈时，是如何拒绝跟人接触的。我并不需要跟所有的人经历昨日在治疗室里的一切，但我不明白为什么我选择在某些人前藏匿起自己。

当你说我浑身充满了情绪的时候，真好。一天的其余时间里我意识到更多的感受和悲伤。但事情变得容易了。我不再那么犹豫不决。我觉得清晰。虽然接下来的一周里，我行为退行，情绪跌落。

12月9日
亚隆医生

今天金妮精神饱满而热情。她用那个词来描述她写的一些文字。这是一个我久违了的词，用来形容今天的她再确切不过了。她进门说她真希望我们可以等几天再见面，因为她还没有"准备好"。那意味着她对今天的治疗抱着极高的期望，而又不知如何是好地表达自己。她的精神很好，乐观，有点被上周的治疗改变了的样子。她不确定今天是否能够那样做。我不得不问什么是"那样做"。这一周里，有太多事发生了，以至于我对上一周的治疗有点模糊了。但一两分钟后一切都重现在我脑海中了，我记起了发生的每件事。她的"那样做"是指清晰地表达她的情感。我固执刻板地提醒她，"那样做"专指她能够清晰地表达针对我或有关我的情感。

她说之所以说没有"准备好"是因为她在悄悄地为卡尔准备一个生日聚会，给他一份惊喜。而这消耗了她很多能量。这个解释更加证实了我的猜测，在某种程度上，她将我和卡尔放在了竞争者的位子，她只能给予两者中的一个——他或者我。好像她只有一定量的爱和感情，必须从一方收回才能给另一方。当我告诉她我的想法时，她说上周治疗结束后回到家中，她告诉卡尔我说她情感激荡。他对此取笑了一番然后嬉笑着将她抱在怀里。那真是件有趣的事，因为我没有用"激荡"这个词，这不是我词汇的一部分。她也感到有点困惑，并将话题转到了性和她现在如何无法跟卡尔在一起时达到性高潮上。她突然停下来说我不再对她所讲的感兴趣了。这是出自金妮的一种全新的评论。她很少，实际上可能从来不曾说过这样的话。我想鼓励她这样直接地批评我，跟我交流。但同时，我不得不告诉她，她错了，因为事实上我很感兴趣地听着她的述说。我正准备问她卡尔怎样做才能帮助她达到高潮，又有什么原因阻碍她告诉卡尔这么做。我特别想知道为什么她不让卡尔用手抚摸她让她达到高潮。我告诉她我的两个想法：我保证我对她讲的很感兴趣，同时也暗示我很高兴她提出了这个问题。后来在治疗中，我更明确地告诉了她。

我有没有进入她的性生活呢？她回答说上个星期治疗后的第二天，她觉得很乐观，但渐渐地这种感觉消失了，傍晚的时候她又开始偏头痛了。我指出她绕过了我的问题。接着她告诉我她最近做的一个梦。梦里她和莱特先生互相注视了很长时间。莱特先生是她以前的一个老师，曾经鼓励她写作并显然爱上了她。他们最后一次会面的时候，他将手伸到了她的胸罩下。一个月后，他又拜访了她和她的家人，她和他在海边度过了一天，只是因为没有合适的机会，她没有跟他做爱。后来他写信说他正在考虑为了她跟妻子离婚。我问她跟莱特先生有关的联想，她只是说，"我会带给你光亮。"我觉得很显然莱特先生代表着我——不仅仅在于我在治疗中为她带来光亮，也因为我们在上次治疗中互相注视了比以往任何一次都长的时间。后来她又想起另一个梦的一个片段，梦里有一个粗暴的牛仔，不是卡尔，而是一个让她想起卡尔的男性朋友，拽着她的胳膊想把她拖走。我问她为什么讲到莱特先生的时候她显得有点窘迫。她说因为这件事情曾经是很严肃重大的，她现在却用这种轻率愉悦的方式谈及它。我则怀疑她窘迫是因为她在间接地谈论我。我问她在上次治疗结束时我给她的放松训练是否有点像一种性体验。她说不，但那让她感觉很好，她很高兴。上次治疗结束后，她到洗手间里，在那里的躺椅上躺了一会儿，继续放松了一下。她说她在那些小组里试过不同的放松练习，但都没有什么效果，所以当我开始指导她放松的时候，她有点反感。但出乎意料地，放松练习让她的偏头痛停止了。

我继续问有关莱特先生的事，问她是否想过要我离开我的妻子。她说她看见过我的妻子，除了我的妻子看上去更健康外，似乎跟她自己没什么不一样。我的妻子和我看上去很般配，要我们分开似乎可能性不大。而莱特先生的妻子完全不同，胖胖的，又不聪明，所以对莱特先生来说，金妮代表着跟他妻子完全不同的一类人。

我说今天我说了很多不寻常的话。她问这些话是真诚的吗？或者我只是在以某种方式试探她？我告诉她实话：我说这些话的时候不像往常那样小心翼翼。我几乎将我的第一想法不假思索地脱口而出，譬如我问她我是否进入了她的性生活以及她是如何看待我和我妻子的，因为我觉得她没有畏惧地看着我，坦诚而善于接受。（今天我们继续比往常更久地注视彼此。）

治疗中她吟诵了几行她的诗，尤其是一首针对一个女权解放主义的女人的演讲所写的讽刺诗。那些诗句极其机智，譬如，"你想让我们敞开胸脯行走吗？"但随之她开始责怪自己写这样微不足道的诗句。她说嘲讽对她来说难以接受，每当她表达了不同意见或愤怒的时候，她都难免陷入自我谴责。她认为她没有权利批评；事实上她觉得自己没有任何权利，她依旧是那个必须掩饰愤怒的小女孩。

我想她离开治疗室的时候可能有点失望，因为她的期望太高了。治疗结束前，她的乐观情绪可能会低落下去，可能会感到抑郁，因为她意识到她对我的一些感情是不切实际的。但那并不意味着我对金妮不抱有好感，或者我们的治疗没有进展，我意识到，有一些很强大的情感被加在了我的身上，这跟我无关，也跟我们的关系无关，而跟过去的幽灵有关。

12月9日

金　妮

我想我是在努力地取悦你。我希望能够比上一周谈得更深入一点，但当我一脚踏进治疗室的时候，却没有了兴趣。我只想好好享受我们在一起的时间。

我无法淡忘过去的一周，因为我愈发清晰地想到你我的注视了。我任自己往那个方向想去。

如果你责怪我或者对我说"这个星期你究竟在玩什么游戏"，我可能会改变。但你似乎并不在意（我是那个女招待，你是那个客人。）

我们很好地分析了一个人不带感情色彩的动机。

我的感觉并不坏。我将所有我认为重要的事情都告诉了你，但并没有强烈地感觉到要改变什么。

你让我看到了莱特先生和你之间的联系，而之前，我竟毫无觉察。从某种意义上来说这个梦展示了我和莱特先生的那段关系的意义，并让我重温了当时的快乐，而我跟你的讲述则强调了其可笑的一面。可能我是想通过讲述这个梦来强调我在治疗中注视你的可笑一面。从一个讽刺性的角度来看待上一次的治疗。

　　事实上在那次治疗中，我表现出了纯粹的我，那个日常生活中的我。那些我想改变的一切。那个嘲讽、轻率、用闲情轶事来打发时间的形象。当我清醒一些的时候，我对自己如此钟情于这个肤浅的一面而感到气愤。我对自己的报复是我没有什么值得一写的，因为没有任何新的启示。（除了理智上理解了你和莱特先生之间的联系以及永远错失了在治疗中更深入地将之探究的机会，我仅仅提及了它，然后强迫性地复述这个陈旧的故事。）因为我毫无情感的介入。没有结果。

Long Spring

1月6日
亚隆医生

　　故地重游。我们转向过去。三个星期前，金妮打电话来说卡尔和其他的朋友都回去过节了，她也突然决定回家过圣诞节，她难以想象她将独自一个人。她描述的这次东部之行，有点像是一次负罪之旅。她一开口就说她应该在那里待得更长一些，但她只待了13天，而且只在家里待了3天，其他时间都和朋友们在一起。她觉得她对她的父母不够公平体恤。圣诞日那天，她的母亲生气了，一个人到海边去了3小时。金妮问她的父亲母亲哪里去了，并说："妈妈是怎么了——她疯了吗，在今天这样的日子里到海边去？"金妮的妹妹立马攻击她这样说话太不动脑子了。

　　金妮花了5～10分钟的时间来谈她的家庭，我突然对金妮之所以会成为今天这样子有了一个全新的理解。很多情况都让我觉得她的母亲是一个制造内疚的机器。当我坦白地表达我的这些想法时，金妮马上开始为她的妈妈辩护起来：譬如，母亲到海边是为了"体会她自己的一些强烈的感情"。接着试图将责备加到她那个控制欲很强的外祖母身上。我同意,她的母亲并非有意去导致负罪感,但那还是发生了。金妮继续说她的妈妈一定感觉很差,因为两个女儿都要离开她了。我提醒她一个母亲的工作是为孩子们离开家做准备,但金妮很不耐烦地就将我的话撇开了。

然后她谈到如何不能将她的自我边界跟她母亲的区分开来。她说她纽约的治疗师很震惊她和她妈妈会同时使用洗手间。她想让妈妈看她的胸罩,让妈妈看她的身体并告诉妈妈她自己也在变胖,变得越来越像妈妈了。她为妈妈辩解说,她的妈妈能够将她转到一个一流的大学去,而不将她硬留在家里。虽然没有什么效果,但我还是提醒她,事情是很微妙的,她的妈妈对她的离家可能有着很复杂的心情,并同时给了她两个互相矛盾的信息(真是经典的双重困境)。

我们继续谈了一会儿,但我怀疑这对金妮不见得有什么好处。(我坚持谈论这些是因为觉得这很有启发性,我对金妮的家庭环境有了更清晰的了解。)她是多么希望事情能有大的改变,希望回到家里,彻底改变家里的情况。但她真正想要什么呢?她想回到那个并不存在的温暖可亲、田园诗般的童年。或者,至少我认为这是不存在的。我跟金妮对她的孩提生活谈得实在太少了。我很警觉地避免进入那种普鲁斯特般的对往事的无穷尽地追述中去。陪金妮留在未来中,她的过去也会随之改写。

她讲了一个梦,而在讲述前后反复强调了至少6次,表明这是个很可笑的梦，没什么意思。我自然地看出这是金妮对梦的二度修改，反而表明这个梦实际上非常重要。梦中我和一帮宗教领袖一起进餐，这帮宗教领袖显然是性无能的，而我却说他们一切正常。这个梦令人不安，因为梦中的她必须找一个新的人一起工作。但在她清醒的时候，她知道情况并非如此，于是她决定将这个梦藏起来，以免我会当真。她对此联想到她从报纸上看到的对我的报道（有些错误引用了我的话），报道中我抨击了伊莎兰和其他的交友小组，其中有一个人是金妮所参加的交友小组的组长。

她谈到她的新工作。她做起了监察交通的工作。她觉得很屈辱，但又开玩笑说我希望跟一个作家工作，而现在却是跟一个女警察工作了。我听了觉得很不舒服，觉得在某种意义上，至少在她的想法里，我跟她母亲那样对她提出很多的要求，希望她多出成果，而她觉得她应该成为一个作家，并为我，而不是为她自己写作。我如实告诉她我的想法，但显然没有效果。毫无疑问，我的话至少有一部分是真的。我的确希望金妮能够写作。而且在我的幻想里，如果她能成为一个特别出色的作家的话，我会非常高兴的。是，我无法否认这点。但即使金妮永远都不能成为出色的作家，对我来说也没什么，如果金妮跟我做治疗后能够有所成长，并找到了一些平静，哪怕她一个字都不写了，那也没什么。我希望我是对金妮这个人真诚地感兴趣，而不仅仅是跟那个身为作家的金妮调情。

1月6日
金　妮

假如我被告有罪的话，我将是自己最好的证人。每当我谈到我爱的人的时候，我总让他们听上去有点像犯了罪，而我总是带着微笑就能做到这点。因为如果我是有罪的，那么在你眼中，他们更加有罪。我不知不觉地为你提供了很多信息，因为你不会对此做出评判，或给我一个答案和计划。治疗中所有的好事情都是自动发生的。

我知道我在给你攻击我父母的武器。那让我感觉更坏了。尤其是那一天，我正给他们寄一封信，信中写着"亲爱的妈妈和爸爸"并表达了很多很多的爱。我觉得如果跟别人谈到他们，就是在背叛他们。可能我背叛自己最多了，因为我总在谈我自己。

但在治疗中我感觉并不坏。我感到太热了——好像穿在紧身裤里、被裹起来的婴儿——可能我应该提到这些的。但我适应了热，热气就好像是一种舒适的消遣。我则是那个在河边垂钓的懒洋洋的男孩。只要我用对诱饵，你总会上钩的。

不，我知道你试图做什么。要我相信自己说的话。去接受我父母的局限和缺点。但每当我想到这些，我仿佛就萎靡了。如果我失去他们，我也在失去自己。我同时意识到我从未能改变我的父母，或者跟他们抗争。

我跟他们分享生活的一切，但我的生活并不在那些事实或故事中，我的生活是被埋没了的。跟这些事实有关的唯一具有活力、带给我不安的是我的梦。我的父母和我在梦里都更活跃，也更可怕。

我一直试图往下挖掘以找到安慰，一直躲回到巢穴中，被温暖所包围。我觉得我一定还躲在某个洞穴中，如同柏拉图的洞穴，因为我只用比喻写作和思考。所有的事物都像别的事物。连这些文字都是蒙着面纱、不直截了当的。可能你不能理解它，这里是另一个解释。"恶心！"当我洋洋自得之后，我的嘴、眼睛、脸和思想就是这样觉得的（呸！我是想说展示却拼错成洋洋自得了），这足以让我踉跄，但不足以让我沉溺。

1月13日
亚隆医生

　　颇为疏离的一个小时。我觉得跟金妮有点隔阂，她可能也感觉到了，虽然可能不如我的强烈。事实上，我必须很努力才能让我自己开口提出这一点。在第一句话和第二句话之间隔了五分钟。她开口说在过去几天里，她有点魂不守舍，感觉焦虑紧张。我找不出任何简便的办法让她和我自己集中于正在发生的事情上。我试图谈上周的治疗，但她却不记得多少了。然后她觉得自己无法改变了。她提及她和卡尔之间的性生活，但又不能真的谈开来。在以前的治疗中她也曾经这样过。我竭力想出一些例子以证明她已经有了改变，事实上，我甚至提议找出两年前的治疗录音来。但她不是很愿意，并终于想出一些在她身上发生的变化。我觉得我更多的是为了我自己而让金妮谈她在治疗中的进展。

　　接下来，她又回到了她和卡尔的关系上。她的痛苦在于她只是在等待某个时刻，等卡尔告诉她什么时候一切都该结束了。几天前他结束了自己的生意找了另一份工作。她将这个变化理解为他将开始攒钱去墨西哥，她呢，则等着哪天他说出是否考虑带上她。如果不带上她呢，他们的关系就结束了。我有点受不了她所表达出来的那份无助。同时我意识到她为她的这个无助的、悲剧性的姿态而得意。我甚至试图将她比作卖火柴的小女孩，随后我建议她，如成人般地，决定她想从跟卡尔的关系中得到什么。她没有决定要做吗？这个关系中是否有些什么可以促使她做出分手的决定呢？譬如，如果卡尔拒绝支持她，或者他不允许她有孩子。想让她说她可以做决定简直太难了。实际上，她觉得几乎不可能自己问卡尔是否想带她去墨西哥；她觉得应该默默等待直到他来告诉她。治疗结束的时候，我感到绝望，搞不清该如何向她灌输她所拥有的权利。她提到两周前曾想问我休假的情况，但忍住了没问；跟她对卡尔一样。我提议看她能否再跟我试一试。她能够问我的假期或其他任何事情吗？她问我觉得今天的治疗进行得如何，但由于已经超过了治疗时间，我们只好下一次再谈这个话题。

1月13日

金　妮

治疗结束时，你让我问你一个问题，这有点像孩子们假装在扔石头，突然有个孩子扔了块真的石头。开始你说，"问我有关我假期的事吧"，我想我无意中得到一条真实的信息，你真的要去度假了。我喜欢我的迟钝，不能直觉地知道一切。但那是整个治疗中最真实的一部分了。几个星期以前，我面对面地问过你，但我讲话的时候觉得好像我一个人在一个雨桶里，或是一个瘸腿的演员在舞台上对着观众说话。光亮让她无法看清听众，她知道他们在那里，她必须装作跟他们保持接触，直视着他们的眼睛。如果她需要帮助，她必须想象他们的存在。我一直还没有跟你说什么，虽然你近在咫尺。

对卡尔，我竭力做得完美，将错误全装进我的大脑里。对你呢，我就是彻底的坏。我总是谈我最坏的境况。其实这两者都是不现实的。上个星期我意识到了这一点。

我很想顺着我的情绪，跟随你。但我还没走进来，就有一首主题曲萦绕在耳际——"我很紧张。"这个前奏不停地播放着直到帷幕在你的问话中拉起，"问我一个问题吧"，我意识到这已经是下一周治疗前的幕间休息了。

　　我走到外面并让空气闻起来好像是爆米花。我想我是饿了，至少这是一份真实的感觉。于是我买了午餐——黑白苏打和一个汉堡包，期待能够回到我5岁那年，哪怕我两个都不喜欢，我照旧得付1.79美元。我像被浪头打着了一般——我为这么难吃的东西浪费钱，而我却什么都不曾给过你。（我不是指我不想付钱，而是指真实的情感。）

　　我在治疗中谈到的一些可怕的事情让我觉得内疚。你所说的言词魔力是对的。虽然当你说的时候，我以为你是指我用来掩藏真实情感的那些蹩脚的比喻。

　　为治疗所写的记录整个都是言词魔力，我得以隐藏其间。我不想让任何人看到。

　　但我生活中最大的奇迹不是言词，而是那些真实的情感和行动，譬如眼泪和翻来覆去的不安。我不知所云了。没有了下文。

　　我已经能够享受发生在我身上的好事情了。

1月20日
亚隆医生

很重要的一次会面。我有一种感觉，也有可能是一种错觉，今天我们有了重大的突破。但我随后想到在约翰霍普金斯做住院医生时发生的事情，一个接受了几年治疗的病人，在每周的治疗病历上都标着：病人好转了，病人好转了。但几年后，突然意识到病人实际上没有什么实质性的进步。然而，即使是考虑到这，我还是觉得今天我们进入了一个崭新的、丰饶的领地。

事情起于金妮主诉一次很严重的偏头痛。我催她赶紧去看内科医生，她听了后很快就转换了话题，开始谈到她和一个好朋友之间的一次谈话，这听上去有点证实了上次治疗中我们谈到的事情：这个朋友和她的丈夫想邀请金妮一个人到他们家去做客，因为只要卡尔在，他们就很少有机会见到金妮了。当他在的时候，她将自己完全放弃了，或多或少成了一个不发声音的、无形的影子。我几次试图明确地表明，我认为她和卡尔的关系是一个很限制她的关系，她在这当中并不是她自己，而且，改变并不一定会让她失去跟卡尔的关系，相反有可能增强它。我觉得卡尔，或者任何一个男人，会跟一个完整的女性有更好的关系。我也提到了与此相反的可能性；可能卡尔就是希望她能够是现在这样子的，如果她改变了，反而会将他吓走，如果真是这样，我说，我不认为这是什么灾难性的事情，因为跟一个不愿意让你成长的人在一起对双方都没有什么好处。

接着，她讲了更多自怨自艾的话。譬如，她一整天都觉得抑郁，但与其"陷在昨夜的情绪中不能自拔"，不如打扮得漂漂亮亮地到一个朋友家里去玩牌。为此，她觉得自己很轻浮。我提出将自己贴上"轻浮"的标签正是她用语言自我鞭挞的又一个例子，为什么不称之为"有勇气"或者"有韧性"呢？

她顿了一下。然后我催促她谈对我的感情。她说她很少在治疗后的记录中谈到我，而且她也意识到她从不跟朋友将我作为一个实实在在的人来谈论，事实上她总是装着跟我没多大关系。她又说她的朋友们对我很好奇，譬如，他们想知道我的年龄。我问她跟他们说了什么。她说"38"，我说很接近，我今年39岁。她窃喜于巧妙地让我说出了我的年龄，而无需直接地问我。我们回到上一周，在治疗结束前我建议她问我一个问题，我又一次建议她问我一个问题。然后她问我对我们在一起的时间的真实感觉，还可以吗？我回答说当她读到我写的东西时，就会明白很多；我的感觉很复杂。我偶尔会觉得不耐烦或者悲观，更多时间里我觉得治疗进行得挺好。她想知道过后她会对我所说的悲观或沮丧有些什么感想。我指出我不常有这种感觉，我也很犹豫坦白地说出这样的话，因为她总以一朵脆弱的花的样子出现，我有点担心我这样的话会给她太大的打击，无以抵抗。

我问她还有什么要问我的,然后她问我在治疗之间的时间里,我是否想到她。我试着重述她的话,并问她是否指我是不是在意她。这似乎对我们两个都很困难,她看上去要哭了的样子。突然她说她并不真的在意我是否"在那种方面"在意她,她开始哭泣并承认她想我,想我身体的某些部分,我的头发,并困惑于她怎么会让我变成她生活中如此重要的一部分。我们也讨论到事实上她不能够好转,因为一旦她好了,就会失去我,因为我们无法如两个平等的成年人一般保持我们的关系。然而同时,她又希望我如成人般对待她,担心自己成为一个总被父母责备的孩子,我说如果你希望如成人般被对待,那你必须像一个成人那样行事。这听上去简直是讨厌的说教,但我不知道怎样才能表达清楚。我觉得帮助她如成人一般跟我相处,帮助她问我一些个人的生活将会对她有益,我鼓励她继续这样下去。

1月20日

金 妮

哦，天哪！在昨天的治疗中，我第一次开始感觉到自己打败自己的方法了。我玩着孩童的游戏，说"走五步"，但除非我说"我可以走吗？"否则我就排到最后面去了。治疗结束后，我在一些小事情上试试我的力量。那样有点像是将治疗延长了。譬如，晚上当卡尔想要读点书，而不上床睡觉的时候，我告诉他在阅读和深睡眠之间有着某种联系。

当我艰难地说"我不想要你那样喜欢我，但（长长的停顿）我希望你在乎我"的时候，我简直要哭出来了。就好像回到了以前我常说的那句话，"你喜欢我、在乎我吗？"我开始哭并为自己很少出门旅游感到羞耻。好像一个5岁的孩子受挫时喊着"妈妈"，但这一声"妈妈"实际上意味着很多很多。

我在家的时候，明白了小时候父母一定为我做了一切。在我需要安慰之前，他们就提供了安慰，他们喂养我，给我买好东西，所以我有点觉得我从未表达过什么需要。我身边所有的东西都那么丰沛充足。我也正是这样将自己放在周围人的生活中——好像是桌上鲜美可口的水果，等着，水果开始有点熟过了。

如同我纠缠于其他事情上一样，我开始纠缠在这个句子上——"我需要"或者"你喜欢我吗"，三年前这样的话对我是革命性的。就如同我现在开始感觉到的丰沛的性感受和觉醒。但我并不将它们进一步地延伸出去。

紧跟着我后面的是我那个僵硬的阴影，它让我相信：

> 我不能动。
> 我不能蹒跚行走。
> 我不能前进。
> 我只能摆着姿势，成为我阴影的模特，
> 我的侧面的阴影。

2月8日
亚隆医生

我对这一小时感觉挺不满意的。我太急于将我的价值观强加在金妮身上了。我显得太权威化，太带指导性，做了太多的规劝和说教。但我很难不这样做。她一开始就谈她如何离开卡尔开始一份新生活的种种幻想。每次我听到这些幻想，我就觉得有一部分的她强烈地想离开卡尔，她对这份关系极其不满意，或者觉得这份关系过于沉闷。她接着讲述了一件事，卡尔提议她跟他分担汽油费。他现在每周挣90美元，她只挣30美元。她负责做饭、购物、打扫卫生，虽然她觉得让她付汽油费有点不公平，但她对他的要求只做了微弱的抵抗，最终还是同意了。

我试着让她明白，向她认为不公平的事让步根植于她拒绝认同她的自身权利。从长远来看这带有自我危害性；如果卡尔是一个健全的男人，她这样做保证会使得他早晚厌倦这份关系。但他若是需要一个没有自我、被剥夺了权利的朋友，那么他将永远这样下去。无论哪种情况，都会是自我危害性的。她说她不想永远继续这份关系，但这份关系又有它的美好之处。没有他，生活将是一个深渊；没有他，她将彻底崩溃。我告诉她虽然这种感觉可能是真实的，但这是瞎扯淡。她同意了。然后我问她将做些什么以改变现状，她颇为有效地列出一些她想对他说的话，他又是如何应答的，最终都以他为了惩罚她而提出分手告终。

　　遗憾的是，整个治疗带着浓厚的鼓舞士气般的味道了。我催她去做那些她可能还没有准备好去做的事情；但我总觉得我要告诉她改变生活是自己的责任。有可能卡尔是一个颇为狭隘的人，会因为金妮的变化而最终分手，但我猜想时间长了，他们未必不会分手。另一方面，我可以想象，卡尔或别的任何一个男人，都会为金妮逐渐成长为一个性格优越、令人仰慕的人而感动，但如果卡尔应付不了的话，就让他去吧。我相信在将来金妮会找到很多能够欣赏那个更为健康的她的男性。

2月8日
金　妮

　　我记不清发生了什么。一切都显得直截了当（陈词滥调，那句话如同"你好吗"一般）。治疗开始时，我整天疼痛而满怀忧怨。我觉得我有某种缺乏，譬如维生素缺乏，而你不得不为我提供这些东西，让我停止抱怨，让那个有裂纹的老唱片停止咿咿呀呀唱个不停。

　　在那次治疗中，我想你比别人更多地见识到我，见识到我是如何做事的。我不想跟别人有什么交往，我凭直觉想象他们的行为和处境，我的神经能量则即兴地做出反应，没有任何思维过程，就好像当我得知你只有一两个小时的空闲时间，我就围绕着这一点编造出错综复杂的辩论来。我就是这样迂回曲折地前行的。

　　你第一次在治疗中没有站在我一边。你知道你是怎么说的："哎，任何一个男人都会离开一个肤浅的女人的。"我喜欢你说的话。

我觉得卡尔真是一个很好、很坚强的人。他有点吝啬是因为他没在爱中。如果他真的爱我，那么事情就会变得自然得多——用不着我费劲，汽油自然就会流进油箱。我觉得很受伤害，因为在卡尔和我之间为这些鸡毛蒜皮的事情斤斤计较，最终会取代爱和包容。

　　当我最终告诉卡尔我的想法时，事情变得一点都不好玩。他不喜欢我身上那种殉道者的品质。"在每一个殉道者背后都有一个悍妇。"他只想就事论事。确实，当我直接告诉他一些事情时，只要我说的是发自内心的，而且我的声音圆润，他就总是顺从我，默许我，从不跟我争吵。而一旦他觉察到我声音中有一点迟疑和轻微的找碴儿，他就会跟我干上，无论我赢了哪一点，同时我也输了那一点。

　　而对话从来未曾达到我想要的深度，但能表达出来毕竟比不表达要好。

2月17日
亚隆医生

在金妮之后马上又见了一个病人，日程安排上的困难使得我没能做一些有关她的口述记录。现在距上次会面已经过了几天了，会面的情况开始模糊起来。最让我吃惊的是，她一进来就说："嗨，你想听听发生了什么吗？"她接着说她跟卡尔说了我们上次治疗谈到的事情。但事情进展得并不好，因为卡尔有点烦她总是像个殉道者似的，但事实上，我想事情在有些方面进展得不错，因为她没有必要付汽油费，她至少能够在最小的程度上坚持了自己的权利。我有点吃惊于她做得这么夸张，因为我没料到她真的将我们上次谈论的事情付诸行动。

治疗中的某个时刻，我想接下来她想做什么呢。她谈到做爱和希望能够开口要她想要的东西。我不知道她想开口要什么。金妮接下来说的话很善意，以至她自己都忍不住笑了起来：她只想要卡尔做某件事做得再长久一点点，因为感觉实在太好了。我让她大声地将这话说两遍，这样她能够跟这话保持一点距离，并为她自己未能这样讲出来感到可笑。但她重复自己话的时候，总是模仿她自己或是用一种可笑的口音来说。

她还说她和卡尔之间的一切都很宝贵，而我有点想要从她那里将之夺走。早晨当她偎在他怀里的时候，她意识到这对她有多么重要，其他的一切都显得无足轻重了。金妮同时为自己骄傲，因为昨晚上她的偏头痛又发作了，但她没有服用任何强效的药物，就战胜了头疼，所以今天没有被药弄得晕乎乎的。

刚过去4天，我已经不能回想起在那个小时里我的确切感觉了，这真是令人吃惊。所有一切都模糊地连了起来，成为一种好感觉，我知道她在治疗中很快乐活跃。当然，我总是喜欢见她那样子。我想起我们谈到她感觉多么年轻。确实，在很多时候，她在我面前表现得像个年轻的女孩子。我还想起，跟往常一样，她如何对治疗中她所不满意的地方承担起了所有责任。显然，有些时候，她对我能表达出她的不满意，她勉强地承认有时希望我能够更多地展示自己。我问她想知道些什么，但这个问题我们未能深入地讨论。

2月17日
金　妮

昨天我来的时候，期待能够有一份惊喜等着我，会有什么事情可以让这次治疗非同一般。这真是一个令人激动的任务。偏头痛得到治愈的期待。当我步履轻盈地走在去医院的路上，我浮想联翩。每次当我走进医院的时候，我都觉得"痊愈"了，并且欢欣鼓舞。

我在治疗中说些不确实的话：我在说这些话的时候，就并不相信它们，它们足以将你搞糊涂。譬如当我说："你坐在我对面，但什么都没看见。"你多次告诉我你并不认为我"什么都不是"。当我自己说着这样的话时，我真希望能够将自己逮个正着，并指出"不，我指的不是这个"。可能这样子我才可以将自己的话当真。我的话总是自然地就来了，不需要我苦苦地寻思。那就是我不太相信它们的原因。而当你对我的有些话太当真时，你在我眼中就变得渺小起来。

昨天你说了些我以前不曾想过的话，给了我很大的启发。你说如果我如此害怕说出"那些好的事情，那么它们被你隐藏的愤怒所取代"。我不知道究竟是更愤怒的事还是更强烈的事。譬如有时候，我虽然感到爱着 K，我却并不对他说"我爱你"。

反正我所有的能量，哪怕是在昨天，都似乎被浪费在观察上了。但又不是针对当下的观察，而是浩大的对记忆的观察，我那年复一年的经历最终变成了一个巨大的讽刺。

当有好事情浮现时，它们很难穿透我的思维。我眼中看到的我，不是别人眼中看到的我。我感觉疏远，可能那就是我无法通过语言来跟你接近的原因。如果这些文字显得机智，那是另一回事。在写着这些文字的时候，我很少思考，它们都是自动的。它们好像若无其事地走进治疗，等待你安排这一天。

近来你向我施加了些许压力，要我去着手做些事情。譬如想想有关汽油的事。我很感激。因为每一件小事情，都能够让我去更多地行动，更多地暴露自己，也经历更多的失落。但由于这些事都是源自于你，而非我本身，所以我跟它们又是疏离的。

2月24日
亚隆医生

　　会面在一种黑色的绝望中开始。金妮说她整夜未睡，有一件事情令她非常心烦意乱：卡尔告诉她，事实上，她是一个"在性上很迟钝的人"。我记得尼采曾说你第一次见到某个人时，其实就知道了有关他的一切。从那以后，你所做的只是在逐渐消除这些最先的印象。我对她的描述的第一反应是，这证实了我对卡尔的第一印象。他说了一句极其无情的话，这句话应该激起了金妮的愤怒。她讲述了一些细节。我则陷入她的感伤中，替她想着该如何打破他们之间的僵局。似乎是在傍晚时分，她无意中拒绝了他的示爱，于是她觉得自己对卡尔的反应负有责任，事实上她完全接受了卡尔对她的定义，她就是一个迟钝的人。她开始觉得在方方面面她都是个笨拙迟钝的人，尽管事实绝非如此。她充满活力，富有想象力，极具创造力，生机勃勃。事实上，那天早些时候，她还刻意穿上一些古里古怪的服装，来逗卡尔开心；后来他们在一起上德文课时，又快乐地咯咯笑了一阵。这些都跟那个迟钝的形象形成了鲜明的对照。

这种时候我所能做的就是问她是否愿意接受另一个人对她的看法。她每时每刻都生活在恐惧中，担心卡尔会突然提出分手。她很担心昨晚上卡尔正在考虑着他们的关系。而如果他确实想跟她分手，那么就意味着她要完蛋了。所以她有点想打断他的思路。又一次，她没有意识到在这份关系中她也有权利或选择。渐渐地，我又回到她的愤怒上。在昨晚的幻想中，她又一次想象离开卡尔甚至自杀。在梦里，她和卡尔被追赶着，卡尔被杀了。我评论说，虽然她声称对卡尔并不生气，却在梦中将卡尔杀了。她提出在梦里他们俩是在一起的，而且她还求人饶过他。但我觉得这些无关紧要。重要的是她在幻想和梦中表达了她的愤怒，但绝没有可能在现实中表达她的怒气。我们继续谈着，她谈到曾有一个想法掠过脑海：她有点希望卡尔会在第二天早晨向她道歉。我试着让她认识到有一部分的她感到被冒犯了并期待一个道歉。但我无论如何都无法让她明显地体验到她对卡尔的愤怒，连角色扮演都没用。我跟她排练，我建议她试着对我表达她的一些失望，这对她很难。治疗结束的时候，她觉得自己又一次失败了。我努力让她放心，并解释说我们触及到一个对她真正关键的方面了。我们需要在这方面花很长时间来突破，那就是她无法表达愤怒或攻击性和她无法坚持自己的权利都是联系在一起的整体。什么在阻止她感觉愤怒，甚至表达愤怒呢？这是我们还未曾开始探究的。我总感到她的愤怒如同一个隐藏着的满溢的水库，她很怕去触及它，唯恐一旦打开,她就无法将之再次关住。我甚至用嘲讽的口吻来刺激她，"有没有可能那个甜美可爱的金妮想谋杀谁呢？"但我没有得到任何反馈。

2月24日

金　妮

治疗中，有一部分的我感到非常兴奋，却又总被那个接受治疗的我所包围。那个我坐在皮椅子里，边听边想着"有可能吧"，而同时又很温顺地接受暗示，认为虽然一切都有可能发生，而事实上什么都没有发生。

当你坚持要我去追究愤怒而我无法这样做的时候，我内心觉得很痛苦，但同时那个外在的我却很成人似的坐在那里。我觉得仿佛你同时在跟家长和孩子谈话。

我会聆听我内在的那个声音，然后在它远离我之后，我才能将之复述给你听。内在的那个我是了无边际的，说着诸如"滚你的！滚他的！滚她的！"之类的话。但仅止于此，永远不会自己说出来。因为如果它要讲出来的话，也不会用与我同样的语言或者那种配音似的语气。

比起我内在那份小小的愤怒或者伤心，我显得更庄重、坚强和传统。那部分内在的愤怒和伤心会渐渐地滴落，弄湿我的双眼，很多时候又毫无连贯性地攻击着萦绕在我记忆中的一些事情。就如你说，"可能金妮愤怒得想杀人"。我完全同意。我们好像公园里的两个妇人，手上牵着系在孩子身上的皮带。而公园里有那么多的东西，秋千以及种种游戏器械，都是些招引孩子的东西。我们两个则在一边抽象地谈论着这些东西。我感觉到脖颈处有轻微的拉拽，好比一个男人带着啤酒在岸边的阳光下钓鱼。他感到手中一拽，笑了笑，又瞌睡起来，让上了钩的鱼跑了。在我们治疗中我常能感觉到这种拉拉扯扯。

有时，譬如前晚，我感觉又绝望又疲惫。但我从未抓住在鱼线那端咬啮的东西。我只是安静下来，然后那种可怕的感觉，那份无助都消失了。

你开始更清楚地看到我的问题所在，我们的工作刚开了个头，我们还有很多机会。这给了我那么多的希望和信心。那个坐在皮椅子里的人就这样对你充满了感激，而我内心有个声音咆哮着："滚你的！滚他的！"

3月3日
亚隆医生

一个工作日，平淡的治疗。金妮告诉我她一直想着上次会面的内容。她意识到她确实不能表达愤怒。她不仅不能说出她的愤怒，当她跟那些能够这样做的人在一起时，她还会感到极端不舒服。她接着讲述了上次治疗后，她跟卡尔之间的一次谈话。跟很多时候一样，卡尔问她我们谈了些什么，有没有谈到昨晚的事情。我有点惊讶，因为这表明卡尔对他们两人的关系比她所说的要敏感多了。他给了她一个极好的表达愤怒和痛苦的机会，而她在某种程度上确实做到了，她告诉他不喜欢被称作迟钝。但他指出，当他这样说的时候，金妮什么反应都没有，躺在那里变得更加蠢笨迟钝了。这证实了我对金妮的建议——她因为不想危及到她和卡尔（或别的人）的关系而害怕表达愤怒，结果她担心的事情偏偏发生了，她的人际关系严重受阻并受到损害。由于不表达愤怒和其他深刻的情感，她成了一个线性的、毫无深度的人，别人无法在她那里找到深度和平等。如果卡尔离开她，绝对不会是因为她表达她的愤怒，而是因为她从不表达她的愤怒。金妮承认这是真的，并举了几个例子，她如何在表达愤怒的时候，内心被巨大的恐惧所震撼。她说小的时候，通常都是由母亲来代她表达她的怒气的。

我说她可以从谈论对我的感觉开始，那可能要比跟卡尔谈来得容易些。她点头同意，我的话听上去颇有道理。然而虽然我们以前也试过几次，但是当我要她谈谈她对我不满意的地方时，她依旧显得极其为难。她最终提出来的批评倒更像是隐藏着的美德。譬如，我的一个问题是耐心，我对她太耐心了。她所说的事大多基于我是一个无所不知的人这个前提。她说我对发生的一切都很清楚，但在小组治疗中，她有时希望我能满足一些成员的需要，虽然这可能只是暂时的需要，可当然我没有按她期望中的那样做。我指出，她认为我应该知道的远远超过了我真正知道的。我并不知道某些小组成员或者金妮究竟有什么事，我说的话对她就像是新闻一样。

她又提到了另外两件事：她希望我能更多地表露我的感受，能够对她表示不耐烦，但她又不确定我是否会变得跟她母亲一样。她又谈及当卡尔不上床睡觉的时候，她感到很不安，因为她猜想他正在盘算着离开。我觉得颇为泄气，又一次掉入一个恶性循环中了。我只能指出由于她担心卡尔离开，显得很紧张焦虑，而这反过来会促使她所担心的事情发生。我想知道在我跟她谈话时是否有同样的情况发生：她担心我会离开，所以对说些什么都极其谨慎。她否认了。但后来她轻声地问：夏天我们的治疗会有什么变化吗？我装作没有听清她说了什么，让她将问题问得更清楚些；换句话说，我想让她试着直截了当地问问题。因为她完全有那个权利。所以她问我："6月份后你还会继续看我吗？"我回答说会的。我又问她是否还有别的事想问我，她说"没了"。她谈到她对我缺乏一种个人的心情，而她对生活中其他的人都怀着强烈的兴趣。

不知怎么地，渐渐地我们又开始谈到她对卡尔的性方面的感觉。虽然最近卡尔"给了她许可"，可以在性上对他提要求，她依旧无法主动。但自从我向她解释自慰并无害处后，她可以通过自慰较快地对付她在白天所感到的性紧张。看来，消除她对自慰的焦虑和负罪感的努力有了成效。

虽然下周我不能照例在周三见她，但还是打算见她一次。可金妮已经有了别的安排，下周的日程很紧张，所以我们最终决定取消一次治疗。

3月3日
金　妮

　　我实在等了太长时间才着手写这些（现在是星期一上午，将近一个星期过去了）。我记得我们谈到了诚实、愤怒以及表达自己。

　　上次治疗后的第二个晚上，卡尔变得坐立不安，这也影响到了我。我既没能让他平静下来，自己也无法入睡。那种我应该做点什么的焦虑感强烈地让我睡不着。

　　所以虽然我在治疗中听到的那些话给了我希望，让我振作起来，但临到应用它们的时候，我还是老样子。那些旧习惯始终在那里，控制着我。

　　当你要我告诉你，我对你有些什么不好的感觉和看法时，我只是在理智的层面上谈了谈，而没有投入任何感情。

　　我知道如何来描述我自己的失败，让我来讲别人的失败则是件新鲜事。虽然我总是设法在脸上写满无私，但我其实要比卡尔更自私。我从未想过，我的行为都会或好或坏地影响到他。所以我总是藏起自己的能量，并让两个人都变得跟我一样毫无生气。很多时间里，我也这样对你。除了给出些句子来跟你工作，其他我什么都不曾给你。而每次离开的时候，我总是答应你下一次我会更努力、更认真。所以当我问你是否会继续看我时，我其实有点知道你是会的，而如果你不会呢，受伤害的只有我，而我知道如何将之变得可以承受。这有点像在操纵感情，它们被我那个糟糕的消化道所吸收，让我整日跟那些假惺惺的人浪费口舌，而我自己呢，依旧没有多少新的认识和进步。

我将更好地写治疗记录。它们真的很难写，因为我并不能在多个层面看问题（担忧是我最大的一个层面）。所以我在报告中提及的事情，要么是很显而易见的，要么干脆就是我已经说过了的。

3月17日
亚隆医生

上周三我们没见面。金妮说她是跟朋友们一起度过的。她的朋友刚完成了一个帮助改变行为方式的工作坊，并马上用在了金妮身上，她在金妮身上花了整整5小时。金妮觉得她要被这个女孩勒死了。我感觉她暗示她已经被我勒死过了，我们又回到一些熟悉的话题上，譬如金妮的无法表达愤怒。我想，金妮和我都越来越清楚，这是一个主要的冲突。每当她接近要表达愤怒时，她就会突然迸出泪来。在过去的一周里，这种情形发生过好几次了。

我告诉她如果我们接受这个假设——她怀着几近要谋杀别人的那种强烈愤怒，而不得不十分小心地不让它有丝毫的泄露，那么她的行为就完全可以解释了。我说的这些对她似乎毫无意义，但她又开始谈到她对别人所抱有的那些"微不足道的怨恨，微不足道的怒气和点点滴滴的愤慨"。她表达这些的时候显得很勉强，效果也不大。譬如，她很生那个对她说教了5小时的女孩的气，金妮通过不告诉她收到了一个共同朋友的明信片来惩罚她。若是往常的话，她会马上告诉这个女孩的。但这次是过了24小时才告诉她。然后她承认感到有点绝望，不知她是否还能改变。我问她所说的"改变"是指什么。她觉得"改变"极其重大，她必须宣告作出一些彻底的改变，成为一个完全不同的人。而这自然将她吓住了。

这时她说，她因为将报告写得那样糟糕而感到内疚。我告诉她，如果她真想停止内疚，那就应该写得更好些。当然她明白这点，但她很想听到我为此而惩罚她。我想知道她在写这些报告时，她的潜意识世界是怎样的，那里发生了些什么，她又听到了什么，有哪些是她没能在我办公室里说的。她接着谈她的性感觉，她觉得如今踏进治疗室时会有一种成年人的性兴奋，这跟往常不太一样。这种感觉涉及我，但她无法说出来，出于窘迫，她无法承认对我的任何性幻想。

出于根深蒂固的职业角色，我也很难将我的幻想延伸到跟她做爱上面去，事实上我对她没有任何明显的性幻想。但我还是可以很容易想象到抚摸和拥抱金妮所能带来的愉悦。我想她所感到的羞耻部分可能来自于我们两个关系的不平等。在这份关系中，我等着听她讲她的性幻想，而我自己并不跟她分享我的，所以从某种意义上来说，这份羞怯是意料当中的。如果我逼着她讲，对她就有失公允。而金妮一直在暗示我，我应该再多给她点压力，我应该更戏剧性地做事情。有时候，我会听到诸如"一个真正好的治疗师应该在这种时候告诉金妮她还有3个月时间去做出改变，不然治疗就结束了"。我不知道是否由于我这般喜欢金妮、这般享受跟她一起工作，而拒绝以我们的关系作为支点要求她做出改变。我的不严厉正在妨碍她进步吗？

3月17日

金 妮

　　我觉得我说了很多。进来时我带着一股强大的神经能量。在梦中我是那个被爱的、情事缠身的女子，当我醒来时，我感觉幸福、满足而富有攻击性。你迟到了5分钟。我开始生气，因为我想见到你，而不想悻悻然回家去。我想象你去吃午饭的时候有点将我忘了，后来又留了字条让我明天再来。而我说（我知道我不应该生气，因为是你在帮我的忙）得了吧，我还是下个星期再来吧。瞧，我情感丰富，可惜它们要么来自幻想，要么又导致更多的幻想。

　　无论如何我很高兴在你的办公室里讲了话。很多次你说："我不明白你在讲什么"。而通常这些时候，我的确也不知所云——废话，回想，将幻想当作体验。譬如我说我感觉像是个45岁的女人，一切对我来说都完了。

　　当我告诉你伊芙如何辅导我，让我在跟人交谈时更多地表达我的情感，而不单单只用些模糊的观念或者是俏皮话时，我依旧无法平复那时的真实感受。（你看我以为我只能跟你陷在一个闭合的圈套里。跟你，有时也跟卡尔我会藏起一些东西。但我发现我跟我最好的朋友也如此，这真令人失望。）我无法复述我的那些焦虑。但这可能正是我在治疗中犯的错误——以为我必须谈我体验到或应该体验到的一切。逐字逐句，不差分毫地来复述体验，却感受不到任何释然。大多数时候，我觉得我没有给你和我自己真实的东西。我的情感是一个珍贵的博物馆，而我将我的情感交给了极少的几次展览，而绝不让它们自由流动或变化。

3年前，当我第一次跟你讲话的时候，那是个完美的时刻（我从高强度的治疗和觉醒中成熟了）。我所有的情感从那个充满生机的时候开始逐渐萎缩。我感到真实而脆弱。在小组治疗中，被别的医生隔着单向玻璃观察两年之后，我现在跟你在一起时也总是自我意识很强。我对自己有一个印象，我是在"体验我自己"。我觉得停滞了，毁坏了。我说什么都欠考虑，容易出错。反正我觉得我没能挖掘到任何新的根源。

绝大多数时候我都不能让自己惊讶，我想也没让你对我有什么惊讶的。这让我对你生气，但更对自己生气。我将情感之流挡住了，只让很少的情感渗透出去，而我或你会盯着它看，直到它重新干涸为止。我不知道究竟是什么让我的自我意识如此之强。部分原因可能在于卡尔那双犀利严肃的眼睛。

当我跟卡尔或其他的朋友玩得愉快的时候，或是你问对了一个问题的时候，我的这部分自我意识就会被释放。这种时候，我变得很投入，不再担心每一个回应是否正确或者我应该怎样做。虽然错过了一些东西，但我能够更好地去感受，留在记忆里的也少了。人也觉得很轻松。那些时刻与经历似乎终于过去了，没有留下任何坏的结果。

在治疗中，我给你的很有限，你对我的反应我也不觉得奇怪。我没有给你一个活生生的我，至少今天我是这样看的。即使我还有别的感觉，那个毫无活力的我还是永远地定格在那里了。我今天是如此紧张，有点像是上下跳动的电视图像。这是同一出陈旧的肥皂剧，但它拒绝安静下来。

可能那个一边做爱一边谈话的幻想也是对治疗的幻想。你将说服我，去释放我的情感，除了感受失败之外，也给别的情感以自由。通常当你说"你对我有什么感觉"时，我就开始这个很难的思维过程——哎，又来了，他又想让我承认对他有性感觉了。事实呢，我没有（敏捷的回答）。但今天我想到这时，允许自己去进一步幻想，意识到我是有这种感觉的。虽然这种感觉只是一种自由流动的，而非扎根在我脑子里的东西。

在治疗中，我似乎比任何时候更警觉。虽然我知道如果我不这样做会让你高兴，但我还是做不到。

我的一部分挫败感在于觉得我能够骗你不被你抓住把柄。我在舞台上，不知怎地，我的脸和身体做着肤浅的表演，只有外表，而没有情感与张力，这显然没能带给我什么好感觉，但每次治疗后，我通常能够将我的攻击性付诸行动，这常常是对我的故作姿态的一种反击。

4月14日
亚隆医生

我有三个星期没见金妮了。我去了波士顿两个星期。去波士顿前我原本应该在上午11点钟见金妮，然后搭乘下午2点的班机飞往东岸。一直到星期二我还打算这样做，但终于意识到如果这样的话，我就赶不上当天最后一班去波士顿的飞机了。星期二我工作了一天，到了傍晚，在犹豫良久之后，我决定在晚上打电话给金妮，取消我们的会面，但在电话里我还是告诉她若不是有特别紧急的事，我一定会找出时间看她的。当时她在电话里的反应是觉得不能跟我见面实在太糟了，因为她有一个很好的报告想交给我。错过这个我也觉得有点难受，坦白地说是因为我很好奇究竟发生了什么，好在这将是今天见面的背景情况，我可以贴切地称之为"两天的迷醉"。

金妮讲的要点是有两天她感觉特别的好。那似乎是从星期天的傍晚卡尔又叫她笨蛋开始的，他责怪她每晚总是径自睡觉而一点都不关心他，显然这次她直接地反驳了他，以怒气攻怒气。第二天，她也对一个不听话、取笑她工作的小男孩发了火。虽然她怪错了人，但是最终也会找对人去责怪的，哪怕他继续对她不理不睬。这让她开始觉得自己很强大，很有说服力，并能很认真地对待自己了。听上去好像金妮窥见了她自己内在的力量，然后我突然之间取消治疗，又将这一切拿走了。她说她觉得如果她来看我，就能从我那里继续得到一些补给，然后保持她现在的情形，可我的离开让它中断了，如同电路短路，电流也就停止流动了。她无法在电话中充分地表达这些，因为当时卡尔就在一边，跟她玩着"撒谎者骰子"的游戏。她觉得夹在了生活中的两个男人之间，颇不自在。

她小声地在电话里说，她没法跟卡尔分享最近的这些变化，因为这肯定会让他摸不着头脑。

所有这些都表达得极其聪明。虽然金妮好像在谈属于过去的某种好感觉，她听上去还是得意洋洋的。我觉得那份好感觉至少有一部分依旧存在着。我对她说的话有很多想法，并试着去对它们系统地分析一番。

首先，我想知道她对我取消治疗可能感到不悦。对此，她自然谈不出什么。我近乎要替她将话说出来了，譬如：有人会说我应该将时间安排得更好一点；或者如果真的关心她，我应该争取见她。她也曾想到过这些。起先她想到可能是因为她不付费的缘故，但她意识到我必须取消所有病人的会面，就很快打消了这种想法。这事倒提醒了我，我一直忽视了金妮不用付费这件事。其实这钱对我个人来说并没那么重要，因为我其他的病人并不付费给我，而是直接给学校的。我可能没跟金妮讲清楚，让她觉得欠了我很多。

另一件我想搞清楚的事情是：当我不能见她时，她的好感觉就消失了，这究竟意味着什么。我告诉她我仿佛看到了一个年幼的孩子在跳水板上表演着各种各样的跳水动作，一边对他的妈妈说"看着我，看着我"。而半小时之后，孩子突然意识到妈妈并没有看着他，这剥夺了整个过程中的愉悦感。换句话说，金妮只有为了我才能感觉到好，这是件很悲哀的事。但她否认，坚持她同时也能为了自己有好感觉，只是有些东西缺失了；我的解释是她觉得我不够关心她。

她生活中还有很多别的让她烦恼的事情。由于她的房东刚离婚，包括金妮过去一年里一直使用的家具在内的所有东西都很快地给售出了，所以金妮必须搬家。她还责怪自己没能以一种超人般的方式来处理这件事情。她自告奋勇地去帮助残疾的房东，随之又对自己在帮他时没能持一种完全平等的态度而不满。其实，每个人，包括她的房东在内，若要放弃一些曾经用过和爱过的东西都会难过的。而金妮惯于将任何发生的事情都当成是她的自卑或缺少风度的表现。每日里，她的自恨驱使着她在自我责怪的磨上碾压着。我谈到这一点，指出那些"必须"、"应该"一直左右着她对自己的看法，并对自己强加超出常人的要求。她谈到一个女朋友来看她，我试图让她从女朋友的角度来看这次碰面。金妮知道这个朋友对她的评价一直很高。我知道金妮常会给人好感的。我想，我对她的那份好感觉，大多数一直跟她保持联系的人也都会有的。我不明白为什么别人对她这么多的好感觉都未能在她的自恨的根基上留下一点痕迹呢？我们的治疗就在这里结束了。

可能在早些时候，我开始看到迷宫尽头的一点光亮了。金妮能够有这"两天的迷醉"，这个事实足以让人感到鼓舞。有些时候，病人可以将这种感受当作未来进步的一个参照，当又一次接近这一熟悉领域的时候，病人可以意识到。但金妮却相反，她记住了这次高峰时刻，然后立即意识到在其他时间里她有多么的死气沉沉。我想以后我们还会无数次地回到这一点上来的。

4月21日
亚隆医生

今天金妮进来的时候显得心烦意乱。加之，我迟到了10 ~ 15分钟，这显然帮不了任何忙。会谈中我为迟到感到歉疚，因为今天这样的日子实在不应该迟到。但另一方面，可能这也不是件坏事，因为这有助于让金妮感受到对我的一点愤怒。几个正在设计街对面的精神科新楼的建筑师缠着我，因为我要过几天才能再见他们，好多次他们在时间上将我逼到了极限，但我的迟到还是有可能避免的。金妮觉得她至少倒退了好几步，她觉得这是她最糟糕的时候了，近来她的压力实在太大了。她必须在一个星期内找到住处，她房间里的所有家具都给售出了，房里空空荡荡的，由于她在厨房里的疏忽，卡尔的手严重烧伤，她已经有3个星期什么都写不出来了，等等。我告诉她我对她这个星期里承受着这么大的压力感到担心。当事情都定了之后，她会感到舒服一些的。但我想现在需要弄清楚在压力大的时候她对自己做了些什么，这很重要。

她开始为其他所有的人做很多事，然后沉迷在自怜中，甚至由于她将自己弄得这么可怜以至于最终她遭到别人的拒绝。跟往常不同的是，这一次她的怒气更明显了。往常她都将怒气深深地咽下去，然后由于这份从未表达的愤怒而感到困惑和无助。她谈到今天要跑这么远来看我感到很气愤。虽然我竭力地想将她从这泥沼中拉出来，但她实在太忙了，在公交车上受罪实在毫无用处，而且，她醒来时希望拥有一支枪并向人射击。当她问我的秘书我在哪里时，她有一种感觉，如果我错过了这次治疗，那么这将是这一个星期的极好的标题。她打不开玻璃窗的时候，感到一种想用拳头将它砸开的强烈冲动。卡尔一点都不体贴她，当她累得根本就不想动的时候，卡尔催着她去找住处，也不顾她是否愿意，要她去了一趟书店，在她没有准备好晚餐的时候，半开玩笑地责备她。此后不久，她不小心将一个烫的锅留在了厨房的台子上，他烫着了自己；有一刻，她想到这真的是很诗意的公平，然后又为自己有此想法而自责。（显然比起诗意的公平，这更像是那些冲破压抑之堤而出的破坏性的冲动。）其实她意识到将那个锅放在台子上不是很明智，将火柴放在一边也很危险，但不知怎的，她很快就将这些全忘了。今天她对她父亲也很生气，甚至对我也很生气，虽然她不能很自如地谈及这些。

有太多事情发生了，我不知道如何帮助她。治疗结束的时候，我明显觉得我对她不是很有帮助。金妮走出去的时候看上去垂头丧气的，可能她觉得远道而来却没有得到什么实际的好处。

会谈中，我试着让她明白：事情并不如她所想象的那般失去控制，在任何一种情况下，她依旧保留着选择的自由，她可以逐个地解决问题，并想想有什么可以改正的。譬如，只需一点努力，她就可以将自己弄得整齐些，将房间弄得干净些。但她看上去心情实在坏极了，这些实用的建议都对她不起什么作用。

另外她说这个星期实在太忙乱了，没能为我写任何东西——上个星期她将想说的都说了，如果还有什么要说的，她会当面跟我讲的。这对我来说实在是一个挑战，我试着帮她更深地体验她的情感，但她做不到。我想可能由于我上几个星期都没见她，所以她对我心怀恨意。她说她知道我会这样说的，但事实并非如此。事实是，在有那么多紧要的事情发生的时候，回头去看一个月前的事，实在有点傻。

总而言之，今天我又一次见识了过去那个金妮，我感到了那种失望、悲观和困惑，金妮则对自己的邋遢零乱感到羞耻。我们两个同时陷入了她那份自我贬抑中去了。

5月5日
亚隆医生

金妮说她没有写报告，她没时间去写，但又压低声音说，她倒是找出时间去看赛马了。当我问她时，她坚持说她实在太忙了，每时每刻她都在为搬家整理行李，剩下一点点时间，她则需要稍事休息。她有点抑郁，没发生什么事情，她想说的话在上次治疗中都说完了。这一切都让我觉得生气，我有着想责备她不写报告的冲动，因为这是她必须履行的跟我订下的合约。实际上，我甚至考虑告诉她如果她不履行她的那部分责任的话，我也不履行我的那部分了，但这样做会让写作成为一种强制性、机械性的事情，我犹豫着没将这话说出来，还因为她此刻正非常的消沉。接下来的20～25分钟里，治疗进行得极其沉闷。只是她以前曾经说过的一些事情的再述而已。我觉得她连一句新鲜的或令人振作的话语都没说。又一次，她从那自我否定的大杂烩中挑了些单调乏味、滋味难辨的食物来。

我试图建设性地打断她，但在会谈开始，我竟找不出什么话来说。我想不出任何可能有用的话，想不出我觉得会有利于探究的话；我发现我沉默着，完全违背我的本意。我指出她显得很小女孩气，她用一种胆怯的方式说着些毫无新意的话，她同意我所说的。然后她告诉我早上时她有一个幻想，幻想我将她送到一个小木屋里，命令她在那里写作，后来我的助手也去了，并跟她有了性关系，这为她提供了一种快乐的游戏。然而过了一会儿，跟那个助手之间的性不再快活而变成了一种无休止的性交，几近于强奸。随后她又被诱使着想跟他一起逃走。但我来了，劝她继续在那里待一个月，写作。我们谈了她的幻想——她真的想要我在一个可爱的木屋里照顾她，并满足她的性需求吗？她想得到的是如同母亲般的呵护。她又想要我问她些什么呢？（我一直觉得问病人想要我问他们什么问题很具启发性。）除了建议我要她去做更多的事，或者针对她的情绪变化问一些更有针对性的问题外，她无法说出更多。她也想要我告诉她该去做些什么。

　　在接下来的15分钟里，我变得格外像个母亲。譬如，她说有件事让她很喜欢，那就是我上次建议她坐火车，而她真的去坐了。我问她今天有没有坐火车，她说没有，我问她为什么没有，我们很细致地谈论为什么她今天没有坐火车。我又问她今天做了些什么，她告诉我醒来的时间，以及她在想些什么。我问她接下来又做了什么，她谈到她的洗浴，以及她没能洗得很好，我问她是否要我帮她洗，她说不，但她喜欢我给她一次"免费的淋浴"。

这些词选得真是很有趣，这个"免费"让人说不准有什么意思。但我没法找出更多的了。她接着谈到早餐，说她真的很想吃麦片和草莓，但没能允许她自己这样做，虽然这意味着那些没吃的草莓会变坏。她说这只是一种她剥夺自己所想的办法之一，过去她的妈妈会帮她决定吃什么。我坚持在这个话题上谈了一会儿，最终建议她明天应该吃草莓和麦片，下次她还应该坐火车。

这让治疗变得有了点生气。她说她很热，几乎像是因为性而感到浑身发烫，然后说了些让我颇为好奇的话：今天她几乎已经决定不让我抓住她，她将保持情感上的不可触及来控制我。她记得她在小组治疗中就是这样的——态度冷淡，不可接近。我问她觉得我会对她有何感觉。她说她脑子里出现的唯一的字是"敬畏"。这提示着，通过不被触及，保持某种死亡的姿态，她得以控制我，可能，通过性冷淡，她也控制了卡尔。在那个松软的手套里，有着一个紧握的、对抗的拳头。

5月18日
亚隆医生

这是一次让人紧张不安的治疗。首先，今天我们交换了过去几个月里写的报告。除了告诉秘书把这些记录收在一起外，我没有想太多。由于我在记录下来后没有校对过，所以我想在今天早上花点时间读一读，可能还需要稍作修改以方便金妮理解。当我开始读的时候，越发觉得窘迫，并问自己我将这些给金妮看究竟是为了什么，它们又会对金妮产生什么影响呢？我读了两个报告后就停下不读了。我也瞅了几个金妮还在写作中的记录，但没有系统地读。我觉得我们两个人都应该在这个星期里系统地读一读，然后下一次一起讨论。我意识到在某种意义上，局势有点转换了——金妮常觉得我占上风，然而看看我们应用的语言，很明显我的语言比起她的来既笨拙又缺乏想象力。治疗开始后，我越来越担心跟金妮分享这些是否明智。我告诉她如果她为这些报告感到很难受的话，她必须打电话给我，我会在的。她对阅读这些报

157

告也显得有些不自在，有趣的是，她用一本漫画书盖住它们，以免卡尔知道她在读什么。

今天金妮进来的时候看上去很好。因为卡尔可以开车捎她来，她打来电话，我们提前一天见了面。整个会面很紧张，而这份紧张又是带着性意味的那种。金妮谈到她的性感觉，似乎都是围绕着我的，或者至少跟我有点关系的。当我问她觉得自己的性感觉是否跟今天来见我有关，她则从那里开始谈到自慰，带着对我的某种感激，好像我准许她这样做，像是个宽恕了她的牧师。

然后她谈到昨天给我打电话改时间的时候，她感到很不舒服，就像以前她的妈妈要她在萨地·霍金斯日*里逼着她给男孩子打电话一样。我评论说在上次治疗中，她谈到跟我的助手做爱来着。她说如果她可以告诉卡尔那些事情的话，他们之间会相处得更自如，可能会允许她享受到更大的性自由。我很好奇如果将这种想法推而广之的话，是否意味着如果她和我有性关系的话，她跟卡尔在一起时也能够更开放些。她说有时候她会想到这些但不允许自己想得很久。我指出在潜意识的层面上，她还是想着这些事情的。当她走进我办公室的时候，她就感到性紧张。我不知跟她谈这些是否有助于将这份紧张驱逐掉，因为这份紧张的存在，已经妨碍了她的治疗。

时间过得很慢，我们好不容易捱过了这一小时。可能是都期

待着读报告的缘故吧。我们谈到她穿的迷你裙的样子，她为裙子实在太短而感到窘迫；她很抱歉穿了它，而没有配条长裤。我问她觉得我对她的衣服会持怎样的态度，她没有接我的话，但我主动告诉她我没注意到她所讲的那些冒犯人的事，她的衣服看上去挺好的。我也好奇她今天的性紧张，是否跟我和卡尔两人都在帕拉阿图有关，她仿佛被夹在我们两人之间，但我没说这些，我确信即使我说了也不会有多大的用处。

我对她的治疗报告很好奇，也对她对我的报告会有何反应感到好奇。下一个星期好像有点遥遥无期。

5月18日

金　妮

　　在读你的报告前，我本该先将本周的报告写了。但在上次治疗中我有些想入非非——有关我的一个粗俗的梦的。瞧，我是那么的紧张不安，以至于想到如果在那里当着你的面自慰的话，我将会得到极大的释放，然后可以继续做该做的事了。这个荒唐的想法其实源自于"O 的故事"中的一幕：O 在她办公室的转椅上，当着一个男人的面自慰。我不确定上面讲的这些是否真实，可能只是我为不想集中思想而找到的聪明的消遣之法。当我脑中一片空白的时候，我常将我的思想跟书中读到的东西联系起来——我从阅读中获得间接经验。

　　然而有一件事情是真实的，那就是当我做着某些跟身体有关的事情时，在很多时间里，都会想到你。所以我无法分辨你在我脑子里与你真的在那里有什么区别。譬如，你有时会出现在我家里。我跟你说话。那天来治疗时，我有点胃疼。我想，这只是个很实用的方子。我有那么多的神经能量却找不到一个安全的隐藏。你的办公室对我来说就像是那个安全的隐藏。在那里，我可以讲想讲的话，仿佛大赦一般，不用担心被你评判。当我在别的时间里需要一些私人的时间时，我将你置于我卧室的门边或我的床旁，好像是一个撵走我心理纷扰的人，你注视我，保护我，倾听我。或者如果我逃开众人，你是唯一一个奇迹般拥有我的地址和邮政编码的人。我知道告诉你我的幻想可能会令你高兴，但我不能告诉你。因为我知道这些想法太令人难以容忍了，虽然绝大部分都是捏造出来的，是我在竭力地煽情而已，可能只是为了填补治疗中的间隙，但我还是觉得你总在那里，就这么简单。可能也有来自第二天要去见一个完全陌生的医生，并给他看我的子宫——愉快地将自己向他敞开——真可笑。妇科医生完全是另一种球类游戏。

我等了6天才将这些写下。这将是我最后一次这样做。从今往后，我要认真起来了。

在你的报告中你称我为金妮，而我直接地跟你交谈。你的是日记，而我的则是电话中的谈话。我要小心地跟你说些什么，我必须意识到跟你保持联系的同时可能有人会偷听。

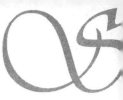

Summer

III 夏 天

（5月26日—7月22日）

5月26日
亚隆医生

    这是金妮和我读过对方报告后的首次会面。我有点慌乱地等待今天的到来。最主要的，我有点担心我写的某些部分是否会给金妮带来不好的影响。另外，读过两份报告后，我为自己感到窘迫——我的一些观察太没水平了，我的语言跟金妮的相比，也显得稚拙。然而有一点值得庆幸，那就是我写的报告里对金妮自始至终都抱着积极的感觉，没有消极。因为这是我真实的感觉。她进门来，好像有很多话要说。我于是建议将这次治疗录音，以便以后有需要时可以再听。她说我应该先听听治疗的头几分钟她有什么要说，我可能会失望而改变主意的。她接着解释在我们上次见面后，有几件灾难性的事情发生了：她得了疥疮，阴道真菌感染，脚又给割破了，还有医生昂贵的账单，而且那个星期卡尔几乎足不出户，弄得她必须匆忙地读我的报告，而她自己的那份则几乎没读。

她起先的反应（并非出乎我的意料）是将她的报告跟我的比，并认为她的远比不上我的。她觉得好像修了一门课，并交了一份很差的期末报告。她说跟我的报告相比，她的显得短小单薄，而我则能够涉及事情更深的层面。她指出我用第三人称"金妮"，给了我更大的自由来写作，而她则用第二人称"你"，是写给我的。她的这个观察让我吃了一惊，因为我并没有注意到这一点。这其实也反映了心理治疗中的不平等。我绝不会想到将这些报告写给"你"。而治疗中她称我为亚隆医生，我则称她为金妮，又意味着什么呢？哪一天她会直接用我的名来称呼我吗？

　　她对报告的大部分感觉是积极的，事实上她说它们给了她很大的鼓舞，她决定放弃一个全职的工作，以免中断治疗。我想知道我报告中究竟哪一方面让她有如此反应，她只是回答说她觉得现在已经准备好跟我进入关系的第二阶段了。当她回想起过去的一些老师时，她注意到每当他们象征性地设宴招待她的时候，这通常意味着关系的结束。在某种意义上，这些报告有点像是一种纪念性的宴席。显然她很快地读完了这些报告，并集中在那些积极的方面，觉得没有必要为赢得我而焦虑，她已经可以和我进入下一个阶段了。她格外地提到由于卡尔一直在一边，她没有时间来消化这些报告，她简直觉得自己有罪。好像我们是一桩政治阴谋中的同谋，或者是一对情人，不能让卡尔知晓。显然这里面有一点是真的，那就是如果卡尔读到她写到他的所有文字时，可能会反对她将私生活如此公开化。我觉得这是他可能有的最大的抱怨，而她的反应显得有点过度。这件事情被弄得很神秘，她将报告小心翼翼地在房里藏起，当她偷偷读这些报告的时候，会因担心卡尔进来发现而心跳不已。

会谈中，我们除了分享各自对对方报告的反应外，没什么别的进展。金妮很高兴地谈到她能够更自如地采取行动，而在以前这是个很大的障碍。譬如，以往如果厨房里乱得一团糟，她会为饭桌不整齐而难受，并认为她就是那种专门制造混乱的人。而现在呢，她可以很快地将桌子收拾得干干净净，这让她自己也觉得惊奇。

我们还谈到了钱。屈辱如阴影一般笼罩着她：她请求房东修好热水器，在一个公立诊所接受免费医疗。为了工作穿上制服去为学校的孩子们做交通纠察，并祈求她的朋友们不要看见她。她深感自己是一个卑微的人。我试图让她认识到，她就是那个让自己感觉卑微的人，如果她要为自己骄傲，就必须去做那些让她感到骄傲的事。她生活中有太多悲苦都源于没有钱，而这个问题其实并不难解决。我问她有没有认真考虑过以写作为职业。我又一次不着边际地说教，因为除了表达我对她的信心外，我没有任何具体实在的建议，可以帮她找到一种适合她才能的、挣钱的方法。

5月26日
金　妮

　　他想录音。我没有问为什么。当我历数着一些其实无关紧要的毛病来羞辱自己的时候，我不想将这些录下，过后再重放。我们有点像是迪克·凯维特[*]和他的来宾。

　　我谈到我的通科医生，觉得他收费太高了。我有点想得到你的专业指教，但我们谈过后，我依旧觉得不安。可能是因为谈话并不等于行动吧。今晨我从跟他对质的梦中惊醒。大多数时候我信任每一个人，因为我依赖性太强了。跟人交往时，我的被动回应总是早于我的自主行动。他们将我置于某种境地，为我设好边界和限制。如果他们是坏人，我的精力是足以抵抗他们的，直到他们坚持不住。但这个医生持续地进入我的恶梦，可能因为我被割伤并且感染了。在我梦中，你从来都不是一个坏医生，仅有一

---

[*] Dick Cavett，美国电视谈话类节目主持人，以对严肃话题的深度访谈出名，常为被访谈的来宾录音，并将之回放。——译者注

次，当我确定你不喜欢交友小组的那个组长 M. J. 时。我知道你的背景和哲学无法接受哪怕是最短暂的魔法和心理剧。

可能是读了报告的结果，我开始体验到一些梦，我在梦里射击或是滑翔，前前后后的。我确定这意味着身体某处的幸福。

在谈报告的时候，我讲得太快了。你有时掩着脸，有时取下你的眼镜。你有点吃惊地笑着。而我知道你对此很敏感，而我却不。在报告中你给出的比我多，讲得也比我多。而我好像照单全收却没有表达谢意。在我头脑中，我觉得可以那样做，因为我答应自己下个星期会更仔细地阅读它们的。

我跟你讲话时，有点含糊。我有时漏了"g"，只为了感觉那份慵懒。

尽管我总说多么地想回报你，可是有时我知道你想要什么，却故意不给你，只是盯着你的鞋子或桌子看。你要我自由地谈话，不要太多顾虑，但我似乎不允许自己打破这个习惯。我不为自己说的话负什么责任，可能是我写得没有你那样充分的原因。

在治疗中我很乐观，但那是因为我远离实际的挑战，所以感到舒服。我们谈着下周我想做什么，而不是我必须做什么。当我不用想象我必须肩负的那些责任时，我就很幸福。

昨天，我告诉你我将如何开始做事情，而通常是你告诉我。焦点在于厨房的桌子，那将是我的训练基地。但我第一次认识到，有一条路可以通往那里。我如何去战胜这些琐细之事而不让它们积压起来最终将我淹没。

拖延让我无法积极地生活。而当我在最被动的时候，那些我不曾做的事情，还有那些被我搁置起来的事情，都开始旋转起来，成了一个惰性的旋涡。有时我喜欢治疗是因为觉得这是最安全的时间，我只需要准备着去做些事情，却还不用去做。

　　我知道卡尔恨我的怠惰，恨我的退缩，恨我的低效率。我也恨这些，但我有点陷在里面了。我充满精力地去做很多事情，但似乎缺乏目标和完美。无论怎么努力，我的餐桌还是成了一个满是尘土和杂草的山，我知道我的问题在于将行动和情感搁置起来。有时候我极端的神经质。有时候我想做些事情。我的欲望就像那站在起跑门前的赛马，那一刻悬置着，红旗举起，马开始进入紧张状态。如果马被勒住，在门里边紧张太久的话，当比赛开始，门终于被打开时，它从紧张状态中放松下来，会跑得很糟糕，或者至少会有一个坏开头。骑马师必须知道何时去控制马匹，何时让马紧张，这样马才能跑得快。在等候室里等你让我紧张。大多数时间里，当我走进你办公室的时候，我很高兴终于走出了那个"开始之门"，结束了我的紧张状态，然后为我们俩跑一次很慢的赛程。

6月2日
亚隆医生

　　跟金妮很重要又很让人困惑的一个小时。这正跟我上星期预料到的一样。她说上次见过面后，她就给《女士》杂志寄出了几篇文章。她又告诉我在周末时，她有一次很怕人的惊恐发作，并为此一夜未睡。她解释说这跟阴道感染有关——她跟卡尔试着做爱，但她很紧，好像"她的阴道被缝合起来了"。早晨，他问她有什么事，她告诉他我们几个月前谈到的一些事情——如果他能够跟她更长时间地做爱，让她满足的话，她将十分感激。第二天晚上，他们又试了一次，但还是不行，以致她整夜紧张不安，想着卡尔将离她而去，而同时又希望他不要听到了她内心想象的与他的对话。在跟卡尔的关系中，她又一次将自己当成了孩子或是奴隶，琢磨着他的感受，她可以为他做什么，他想要她做什么，而没有从互惠的角度来看两人的关系。

　　她很快又顺便地提及她重读了报告，而事实上，她是在那个惊恐发作的晚上临睡前读的。她开玩笑说打那以后她再也不在晚上读了，而只在早晨或白天读。这些对我来说实在太重要了，不用说，我们将剩下的时间都花在讨论这个上了。

我动了很多脑筋来搞清金妮对我报告的反应，而她的抵抗大得不可思议。自认识她以来，我从没看到她对别的事有过如此的抵抗。当我问及这些报告时，我仿佛要穿透很多层的碎瓦砾，才能得到一些接近她情感的东西。她会说，"当我读到这些时，我笑了"或者"我觉得我不是个天才"或者"在治疗中我没有问这个"。我坚持着要她跟我分享在读报告时对我的反应。自然，她现在知道了一些过去不知道的事情，这让她感觉如何呢？有几次，她回避了。我简直需要她靠墙站着，将她的手臂钉起来才能让她开口讲这些。最终她谈了一些，而这些正是我对我所写的感觉最敏感的地方：譬如我借用了很多"词汇表达"，或者把从别的精神科医生那里学来的技术用在我和她的治疗中；我希望她能够看到我办公室里的一些书，并认为我阅读广泛；在治疗中我也有一些跟她相似的问题；我对她的性感觉或缺乏性感觉，让她有点"受宠若惊"。我让她解释"受宠若惊"一词，她说就好像从一个"大男孩那里收到了情书"，而在以前她是跟她母亲一起来读这种信的。除此之外，她没有再多说。

她为激起我的情感而感到羞愧。她说她不值得我这样。她不够重要，她想隐遁起来。有两次她说："真希望你能看到那个晚上惊恐的我"，我试着找出她需要我在那个晚上为她做什么，或者她对我有什么期待，特别是我的报告告诉她我是一个难免犯错误的人。她无言以对，只说当她碰到麻烦时，希望有人在身边，譬如她的父母会让她睡到他们床上去。我很想知道她是否对我的"不完美"感到不安。她否认，但她提到当她在阅读我的记录时，一瞬间她有一种冲动，想将它们戏剧性地扔到地上。在接近治疗结束时，她说了些话，提示着她很气愤。因为我在她头脑中占据了那么大的地方，而我很少想到她。这让我吃惊。这跟她往常说的很不一样——通常她表现得微不足道，不值得他人尊重。我认为她想受到我全部关注的欲望是首要的，而其他的感觉，诸如觉得渺小、不重要等，是对她自己的那份贪心的补偿。

我很遗憾没将这次的治疗录音，哪怕是治疗刚结束，我也挺难将当时的那种气氛描述出来，我也很想以后可以再听听录音。自然，我有点担心我的报告让她难受。然而在另一层面上，这些报告毫无疑问将推动我们工作的进展。她说听上去我在治疗中也有着跟她相似的问题，我回答说是的并问她感觉如何，她没有正面回答这个问题。不巧我现在要去教一门课必须停笔了，而我知道我只描写了这一个小时的很小一部分。

6月2日
金　妮

你是对的。我不想写这些。当我将这些报告还给你的时候，我觉得我失去了一个朋友。一个匆匆造访、不待久留的朋友。而同时，我又为他的终于离去而如释重负。我想要回忆它们以便日后有时间再仔细地读，但这可能只是自欺欺人。回忆那些让我感到畏缩的部分，你谈到我如何陷在那个自艾自怜的循环中，无以自拔。我如同一个笨蛋。这些报告将一切都归罪于我。我不相信我就是那个我或你笔下所描述的那个人。如果我真是那样的话，卡尔会立刻离开我的。然而我培育了报告中那个"可怜的我"，为了每周到这里，将我身上那些比较强的、但我不甚熟悉的部分隔开了。被踩在脚下要比将别人踩在脚下容易些。

我坐在这里竭力想象你说，"你知道我喜欢金妮。"我则觉得有点受宠若惊并说，"你这个傻瓜。"但我无法进一步地想下去了。

那个糟糕的夜晚并非一周的焦点，所以我很困惑为什么它会成为我们治疗中唯一的话题。我应该制止它的。

当我进入治疗的时候，我感到平静而开放。但我将自己放回到上个星期天晚上，就像跳进曾经被抓住过的那口井。我开始解释当时的情境——它是这样发生的，看——但突然我又回到了我开始的地方。

昨天当我离开的时候觉得你可能没什么可写的，或者可以由我奇迹般地写些未曾发生之事，并赋予它们意义。我读了你的报告后，知道你觉得陷在当中。但我无法大声地用文字来做出一个结论。我从来都不能。我们只是啄着那饵，真的鱼还在水的深处。我们钓起一些小零碎，我又将它们扔了回去。

我知道我们唯一可以有所收获的方法就是交谈，但我总是自我意识太强。我对这次治疗感觉很差，因为我没能集中在那些你希望的地方。如果我们是每周见两次面，那么我可以再一次马上进入角色，但我也可能还是不会。我每晚都见卡尔，并承诺要好好地改进我们的生活，但行动上却依旧拖延。

你和我想要的东西截然不同。我想要温和、安好和哭泣，而你要理性的答案和领导素质。

这一天剩下来的时间可能很糟糕也很令人泄气，但我没有允许那样的事情发生。我想将泄气擦掉，将这一天逆转过来，不想让这一天就这样下去了。

6月11日
亚隆医生

对我来说，这次跟金妮的会面，是我投入最少、最不可触及的一次。她一离开办公室，就离开了我的思维，而4小时之后的现在，我几乎记不得这次会面了。我只有一种很强的工作得不够、一切都停滞的感觉。

治疗最惊人的是开始时金妮对我的戏剧性的攻击。首先她说在电话里（当她打电话来改治疗时间时）觉得我不是很想在这个星期见她。随后她又补充说她对今天是否要来犹豫不决，因为她原本可以去看这个赛季最后一天的赛马。

她谈了一会儿她的抑郁、她的失望，也讲到上一次会面很糟糕，我不停地催着她，要她给一些她不知道的或无法给予的答案。（事实上，这确实如此，因为上一次治疗中我花了大部分时间想将她引导到读我记录时的感觉上去。）这次的治疗中，我做了些微弱的努力想继续这个话题，但好像我们会在很长时间里不再谈及报告。

她接着告诉我她如何习惯性地将自己的一些缺点列出来。而我由于没有更新的办法，就让她说说这一个星期里发生的好事情。哎，她试着参加了一个剧组，为她的几个朋友写了些好笑但没有什么商业价值的轶闻趣事。我对她的表演很感兴趣，她告诉我有时她请她妈妈协助表演。她让她的妈妈描绘一个场景，然后她可以惟妙惟肖地演出来。她显然有着表演方面的才能，并曾经想过去做专业演员，但她却无法真正拥有这些。她会通过一些微细的举措来削弱所有刚冒出来的积极的想法。譬如：在承认她表演得不错后，立即补充说她只是在演戏而已，并没有她应该有的那种感觉。这让我觉得很累，有些时候，我觉得我已经黔驴技穷，没有办法再鼓励金妮，让她以不同的方式来看待自己。

今天的治疗好像在还没有开始、没有说"你好"前，就已经结束了。唯一让人看到希望的是她所表现出来的一丝反抗，譬如，治疗开始时她认为我今天并不真想见到她。哦，对了，她还搭乘了一辆根本就不可能将她准时带到这里的公交车，结果迟到了15分钟。另外，她在讲述昨晚的一个梦时，有点下指令般地说："我会告诉你我的梦，但我不想在这上头花很多时间。"这个梦有关我不能给她做个人治疗，但允许她坐在我的课堂上，听我的课。课堂上，我在黑板上写了些字，她将它们抄录在笔记本上。那些字好像是一些心理学的术语，如各种疾病的名称。后来因为我对她感到过意不去，又在私下里见了她10 ～ 15分钟。我们两个都在写东西，我在黑板上写，她在笔记本上写，这让我想到了治疗记录。这个梦（以及她开始时的言论）反映了她对我不想见她的担忧。但在这表面的顾虑下面，我第一次感到了她对治疗的抵抗之刃。

6月11日
金 妮

我原本以为我会对上周五的治疗感到失望。但相反的，当我离开时，我感觉好些了。但现在已经是星期一了，我脑子里只记得几件事情了。

首先，我们谈到我会为了莱丝*而流泪。我觉得这是件坏事情，是情感幼稚的表现，但你说有些人连那都做不到。这让我重新有了活力，因为这是我不曾想到过的，除非是嘲弄自己的时候。卡尔跟我一起看了莱丝的最后5分钟，他几乎要吐了。

我觉得当我们细数生活中一些好事情的时候，我就让你上当了。就好像记起一些不曾写出来的小说里的悬念。这些好事情若不能支持我，给我动力，就变得很遥远，而要回顾它们又显得很枯燥。

当你觉得我有些虚假的时候，我倒挺高兴的。我觉得我哪怕

---

*Lassie，电视连续剧中的一条忠实的狗。——译者注

是对自己的笨拙都太当回事儿了。如果你觉得我虚假，那感觉一定很坏、很不舒服。

离开治疗室时我是快乐的。虽然我感到你并不喜欢这次治疗，但那并不妨碍我的愉快。

6月15日
亚隆医生

第三个回合（或者是第四、第五个回合）。金妮感到愤怒。连我自己也难以相信，我会给她这么多压力。我好奇这一回她想做些什么，我们又将经历多少次这样的回合。一切始于她垂头丧气、忧郁地走进我办公室，她说："昨晚我们又进行了一次有关'迟钝'的谈话。"（她是指曾有的一次谈话中，卡尔指责她性迟钝）。这次谈话的要点在于卡尔不断地指责她的诸多过错，而她认为卡尔完全有理由这样指责她。他想要跟她有一些交流和互动，要一种自发性，而他讲她的事都是"绝对正确的"。她无法回应他，或者她回应了，但也仿佛没有自己的情感。完完全全的恶梦。她只是等待它过去，等待被慈悲地解脱。从那以后，她就被卡尔要离开她的想法所包围，她认定"这回完了"。今天来的时候，她正处于自我责备和贬低的情绪中，我知道如果我围着她转，不用多久，我自己也将被吸进她的绝望和怨恨中。今天，首要的是思考，然后才是情感。

我的第一个反应是试图找出倘若她没有那么麻木，她会对卡尔说些什么。她只说"一个真正的女人"应该更多地为自己辩护，除此之外她什么都说不上。而她的几句话表明她相当的愤慨，但又不知如何是好。

我们又将昨晚上的事回顾了一下，以搞清究竟发生了什么。这一幕是这样的：从下午5点到7点，金妮想做个新的菜——烤猪肉。但这个菜有点失败，可以吃但不可口。卡尔呢，反正在餐桌上也总是在读些什么，昨晚他正读着一则填字游戏，并责怪她像个女招待，说烤猪肉很糟糕、土豆没煮熟之类的。晚餐后，他本该带她去朋友伊芙家淋浴（因为家中的水龙头至今没修好，出来的水依旧是棕色的，所以她没法在家里淋浴）。他拒绝开车送她去伊芙那里，她只得乘出租车。当她回家时，他已经走了。他回来时可能由于她不曾提及他留的字条而感觉更糟。他坐下看了会儿电视，半夜12点半后，他们关了电视，她则在几分钟之内就睡着了。金妮说她每天早上6点半起床，半夜时，她已经很累了，但卡尔总为她这么早入睡而生气。

接下来的治疗中，我有意地讲了些针对卡尔的极苛刻的话。我想让金妮暂时停止想那些卡尔对她的不满之处，这样她才不必生活在被他抛弃的忧惧和阴影中。

我想让她试着想想卡尔有一些极严重的缺陷，所以我对她说："你准备给卡尔多长时间去变好呢？"我尽量明确地指出，每次她生气的时候就不声不响，只能被动地表达愤怒，譬如不打扫房间，或不整理堆在椅子上的衣服。她回答说她从来都不能够打扫房间。我回答说觉得这很可笑，实际上她任何时候都可以做，但她没有，并将这当作表达愤怒的一种方式。我们称之为"被动－攻击"。这时她突然哭了起来，并表示她希望是个5岁的孩子，不必担心为任何人做任何事。我继续引导她谈卡尔的缺点，我们找出诸如他缺乏直觉，对她不敏感，他在吃饭时无休止的阅读，他的控制欲让她的朋友伊芙不愿看到他。他指责她没有成长，没有提高她的能力。我问她做填字游戏以及预测赛马的结果是否可算是自我提高。看起来，卡尔也并没有成长。我们或者只是我，谈到他的吝啬，事实上，虽然只要他愿意，他一周可以挣40美金，但他依旧要她付过桥费。我告诉她，大多数的女人对卡尔有关晚餐的指责都会说："你以为你是谁，可以这样指责我？"我不停地问金妮："这是你想一起生活的男人吗？"而她回答她不会跟他一起生活的，因为他迟早会离开她的。我继续追问："你想跟这样的人过一辈子吗？如果不，你将给他多少时间去改变？"我想有可能她也剥夺了卡尔成长的机会，因为她从来不给他任何反馈。我确信昨晚上的事情也跟此有关。治疗中她又哭了两次。我们谈到他对她的才能和美德的熟视无睹。他从不在意她的写作、她幽默的模仿或是她的表演；难道另一个女人不会期待得到一些积极的响应吗？

她听着我给她的一些明确的指示并有些颤抖地问我她是否需

要马上去做，因为3天之内他们家会有一个重要的扑克游戏。我真觉得如果我告诉她一回家就让卡尔滚蛋，她极有可能当天就这么做了。她指出，这样子有点被逼迫的感觉。这恰恰是我跟金妮所面临的真正危险：她是这么被动，像个木偶，她会按我说的去做，从长远来说，这样并不能让她感到完全的自主。不管它了，这只是我们要冒的险之一。我开始感觉我们必须从行为来下手了，然后再谈感情。无论如何，这次会谈中，我极端的决断有力，甚至没有让金妮告诉我她对我感觉如何。我不知道，她会做些什么，但在过去，她通常对这样的治疗充满感激。

6月15日
金　妮

　　这次治疗给了我很多的信息和力量，让我又想到如果没有你和治疗，我能做些什么呢？

　　我觉得我很投入。同时，我不在乎我对你有何影响。治疗结束时，我知道我让你绝望了，但这并没有困扰我。虽然我对自己的不冷不热有点厌倦。

　　治疗前，我太想入非非了，这是我的应对方式。幻想是极有韧性的。我对治疗不抱任何期望，我只是盲目地进入。我几乎不想提及昨晚的事，因为它是那么的明显。当然我很高兴最终还是谈了，而从我开始提到它，一直到临近治疗结束，我都没有回避或退缩。

　　你用的"愤慨"这个词激起了我太多的联想。有一次我父亲跟我玩耍，拿了我的一个硬币（就是这么一件小事），我想要回它，但他逗我，当他最终给我的时候，我开始哭起来。可能我内里的那些坏感觉让我太难受了——愤慨。卡尔也常逗弄我。我宁愿什么都不去想，也不愿意想到你让我表达对别人的一些不好的想法，但我希望试着去想想。我是从斑比*学校来的——如果你没有什么好的话说，那就什么都不要说。

在整个治疗中，我都能听到你的声音，它想跟我的声音摩擦出一点火花。你的声音变得越来越刺耳，而我一再地抵抗着。我对你怀着敌意，因为你想操纵我，至少想让我模仿你的凶猛。

之后我体验到了令人难以置信的变化。我意识到生活中哪怕一丁点的愤怒或摩擦都会将我唬住。我怕它。在夜晚，我不出声紧张不安地等待它的到来，等待愤怒的伏击。我害怕任何一种对抗。但现在（或者至少在治疗后的3个小时里）我欢迎它的到来。我等待它，如同等待一个发现和展示自己的机会。（卡尔几乎有点讨好我了，为什么他不做些惯常做的事呢？如抨击我做的汉堡包，以给我一次发作的机会，朝他头上扔一个过去。）我觉得更有活力了，因为我没有在恐惧中等待，并且一有麻烦就头脑一片空白。我觉得我比自己大了。更多令人惊讶的事情发生了，在接下来的几天里，我停止了想入非非，因为围绕着我的一切都令我愉快，令我感觉强大。我也没有写一份完整的治疗记录，因为当我们有一次好的治疗时，发生着的事情似乎无法用文字来表达，而更多的还在发生着。

当然，从那以后，我又幻想过，害怕过，拖延了很久。我需

---

*Bambi，1942年迪斯尼出品的动画片里的一头善良谨慎的小鹿。——译者注

要不止一次的猛击。但哪怕是你给我的轻微一推，也足以让我轻松一阵子，没有恐惧且充满感情。那真是美妙。为什么你不更多地冲我叫嚷呢？

6月23日
亚隆医生

　　一切都很愉快，两个人都傻乎乎的有点卖弄风情。金妮的举止跟她的言谈有着明显的不同。她所讲的话有点"低落"——她极希望我能跟上周一样，但她却表现得精神振奋。她的着装颇为古怪：一双大而笨重的鞋子，一件宽大的罩衫。会谈中，她觉得这鞋子有点笨拙，但穿其他鞋子时又总会磨出水泡。上次她想让自己好看点，穿了另一双鞋子，她的脚上就起了泡。我没有接她的话茬儿问她上次为什么想要穿得好看些，或许这是我应该问的。

　　她传达的主要信息是上次的治疗对她很有帮助。一整个星期，她的态度，尤其是对卡尔的，都不一样了。倒不是由于她有机会去反驳，而是无论他以任何一种方式让她难受的话，她都知道该做什么。卡尔似乎也意识到了，他也表现得跟往常不太一样，比以往更能自我检讨了。譬如，他会说"我是个笨蛋"或"看我把桌子弄得一团糟"。有一两次，她还真的为自己做了辩护，但她知道倘若卡尔对她有什么性方面的羞辱，她将永远无法还击他。我试图让她谈谈可能会是怎样的性羞辱。她说他可能会指责她假装性高潮。我想知道她会怎样回答他。（我想让她知道，虽然我并不建议伴侣之间将性方面的羞辱作为一种吵架的方法，但若真的那样了，她也有足够的武器可以反击。）我只是想让她认识到她一样有着攻击对方的权利，哪怕这种攻击是不公平的。

在另一方面，她抗拒对他人做评判的权利。她讲到她的妹妹总是对她指手画脚，但她却无法给予同样的还击。最后，我只得扮演金妮，代她说话，说她的妹妹是如何的自命不凡，出尽洋相，并指导她跟着我说一遍。在我们谈论她妹妹和卡尔的过程中，金妮打断我说："我真希望我们再做上周的事。"我觉得这很奇怪，因为我觉得上周没做什么特别的事情。我觉得她在同一句话里，说着"做"和"不做"两个要求。

总的来说，金妮是对的。她借着积极的指令来巧妙地表达攻击性，可能对她再合适不过了。如果我们接连几个星期这样做的话，有可能会永久性地改变她对自己的感觉，但我还是回避这样权威化，因为我担心这只会增加她对我的依赖性。因为我告诉她应该有攻击性，依旧是她在服从我。而且，显然地，她每次按着我的指令做事情不会超过一个星期。

无论如何，这个星期她过得不错，甚至还在扑克游戏中赢了钱，只有在最近两天里她才又开始低落了。低落的她最近两天又开始做白日梦，就像我们上周会面前的一个星期一样。在治疗开

188

始时，她坦言真正没有做的事情是写作。指责卡尔没有洗碗又有什么用呢，重要的是她没在写作。昨晚她倒是写了点东西，想让我看，但因为没有打出来而没带。由于写的是有关卡尔的，这让她不能在卡尔在家的时候打出来。她以后会带来的。她还去了剧组，在傍晚的时候做些即兴表演，有可能在秋天时从那里得到一份工作。她愿意并急切地参加即兴表演，简直让我觉得不可思议。这是最让人害怕的情境了，我宁愿跳伞降落到埃特纳火山*上，也不愿意即兴表演。有那么一瞬间我无法将金妮跟"胆小"和"受惊吓"联系起来。

治疗最后的一些时间，我集中在谈写作上，并无新意。怎样才能让她再开始写作呢？她在写什么？她不写什么？我想催着她想想明天，她的时间安排是怎样的呢？她能否在上午10点开始写作呢？我想确定什么事情能激起她写作的欲望。她却为此生气了，并当真很恼火，我吃了一惊。10分钟后当我回想起这些时，我倒为她能够这样做感到高兴了。她说她想在明天写作，并在10点钟开始。我在一张纸上写："上午10点，写作"，将之折起交给了她，并结束了这次治疗。她开玩笑说会把它别在衣服上的。在她看来这只是个玩笑，我却很当真，并预感我们会听到有关这张纸的故事的。今天见过金妮后，我觉得很热情、乐观，情绪高涨。这是令人兴奋的一小时，而金妮着实让人着迷。她跟我讲了两个笑话，在过去一周里她做过的一些有趣的事，而我比以前任何时

---

* Mt. Etna，欧洲最大的活火山，位于意大利西西里东岸。——译者注

候都更加清晰地觉得卡尔跟她生活在一起一定有很多乐趣。显然，在理智上我知道这些已经有些时候了，却很少真正见到她活泼机智的一面。

6月23日
金 妮

　　我从来没有深切地感受过，而只是浑浑噩噩，消磨时光。如你所言，真正的问题是写作。当你一个劲地问我为什么没写作时，我不得不想出个答复来，并咕咕哝哝地回答你。我猜我是对你生气了，因为我觉得被你烦扰了。你听上去有点像我父母，哄着我要将我的"天赋"变成一些建设性的东西。显然，这些"天赋"被其他的东西厚厚地包裹住了，难以被挖掘出来。但我总觉得必须回答你，我对"我将要去做什么"简直上瘾了。

　　今天我有点走神了，当你在谈写作和评判的时候，我装作一直听你说话，并竭力地保持着与你的对话，但其实我不觉得你说的话跟我有什么关系，我也并不当真。所以我想要你改变话题，但我只是咧嘴一笑来表达我的想法，而并不能用言语来告诉你我感到厌倦了。

　　在回家的车上，我打了会儿瞌睡，又从中惊醒，这才意识到我们的治疗结束了，感觉有点沮丧。这不是一次糟糕的治疗。但有点像是在餐馆里点错了菜。你错过了这次机会，而必须去消化那些错点误食了的东西。

在每一次令人满意的治疗之后，好像就会有一次相比来说较糟糕的治疗。因为我知道前一次治疗给我注入了力量和目标。而上周的治疗，我又变成了原本那个我——一只被压在玻璃下的蝴蝶。同时我还觉得你让我一味谈我的缪斯（不），我的写作，有点诡计多端。如果有什么比走进我的过去更糟的事的话——我从你的报告中得知你并不喜欢我这样——那就是走进我的未来。确实，如果我在写作，或者我能够坚持自己的主张，不为我的判断和情感跟人不同而感到羞怯的话，那么我和我的治疗都会大有进展的。毕竟，卡尔身上有着一些我不喜欢的东西，一些自私低劣、潜伏着的东西，但这并非他的全部。而我却在这些坏东西面前停住了，一头栽到悲伤中去，不可自拔，同时开始大谈我自己身上的缺陷。我为什么不能告诉他和我自己什么是我不喜欢的，什么是错的，什么是应该抛弃的，然后我们一起前行，而我也不再觉得羞耻或罪孽深重，我会因此而成长，他也一样。只要我能够承认卡尔身上有着一些我不喜爱的东西，也有我喜爱的，那么我就不是在全盘抹杀他了。

你希望这些报告应该谈在治疗中发生的事情，而我则希望治疗应该始终围绕着"我在做什么"展开。我好像生活在治疗的"假设"中，我的生活都附庸在那些"假如"之上。因为当我们谈论写作或可以写些什么的时候，我就开始遮遮掩掩，还满是乐观。一直到我回家，10点钟临近了，我开始焦虑，逼自己，或者变成一个行动迟缓的人。这时我才意识到我来到帕拉阿图，跟一个认为只要我还在写作就万事大吉，如我父亲一样的人见上一个小时是多么的假惺惺啊！

当然我等了很久才写这些报告，这样只剩下对治疗的一点大概的印象了。

上周我不停地提出我很想为你读一读我在治疗前写的日记，至少你可以了解我的那一面。可能你会看到那时的我是多么的自我纵容、放荡不羁啊！

6月30日
亚隆医生

　　总的来说我觉得浪费了1小时，我猜金妮则浪费了几个小时。她花三四小时乘车，从车站走到这里，然后从这里回去。我试图为浪费时间找个理由。我是怎样告诉我的学生的呢？对，这些时间都花在"增强关系"上去了。治疗是一个缓慢的创作过程，需要成年累月的时间。不能指望在每个小时里都能有触手可及的改变发生。有很多时候，你需要和病人一起承受困扰。如果治疗师想要每次治疗都有令人满意的效果，他可能会让自己发疯或者干脆进入"原始的尖叫"之类的所谓心理治疗大突破的急救课程，而这本身就是一种疯狂。成熟的治疗师总是怀着极大的耐心，小心翼翼地推动治疗的进展。我是这样告诫学生的，今天我也这样告诫自己。但有些时候，我们很难保持这份信心。总之，事情始于她告诉我情绪很糟，两天前她丢了钱包，到今天才知道了下落。一路的车程也很糟糕。在治疗前，当她躺在公园里时，竟然有个

15岁的男孩试图调戏她，更糟的是，她竟没能让他滚蛋。她在扑克游戏的第一个小时里就输了3元钱。她于是躲进卧室，而牌局又持续了4个小时。她有几个工作面试，但都没有成功，等等。

我不知从何入手。她所讲的事情中有一个共同之处，那就是她那些隐约的怒气。我想象着，浮现在我脑海中的印象是一个冒着泡的熔浆岩，一阵阵怒火正向表面喷发着，而金妮则极端困惑，不知所措。我决定搞清所有这些事情，这样金妮可以分辨并重新体验她的愤怒。

我对我的"10点钟写作"的字条起到什么作用颇感好奇。金妮说昨天和前天她都写了（未提一星期里的其他时间）。她惯常于否认自己的成绩，指出她只写了一个半小时，虽然她在这段时间里写了7页。我诱导她继续谈她的写作。上周为什么没写？为什么她不能持续地写呢？我猜如果我足够唠叨的话，我们可以看到一些针对我的怒气会冒出来。

我们还谈了扑克游戏以及她如何对一个朋友动了气。这个朋友来迟了，金妮曾当众为这个朋友开脱说她正在做糕点，这个朋友两手空空地到来时，金妮觉得自己像是个傻子。她也很生气自己这么快就输了这么多钱，很生气一个男性朋友弄坏了一扇门，金妮担心房东会将他们撵走。她为众人待了整整一晚上而生气，觉得房东不会喜欢他们会有这么多醉醺醺的人待在那里。她为那个小男孩的性暗示以及她自己不能反击而生气。她只是站起来离开了，还跟那个男孩说再见，并想着她的朋友们碰到这种情况，会对他说些什么。当然，她又看到另一方面，想到那会让这个15岁的孩子感觉非常糟糕。接着她谈到对我的怒气，特别是临治疗结束时她可能会有的感觉。我试图让她假装已经是治疗结束的时候了，已经是下午4点而非3点半了，她有什么话要对我说呢？她佯装试了试。我继续逼她谈写作的事，她几乎发火了，但只是说："好的，我会写的。"她没法说出"天哪，别老盯着我了！"我替她说了出来，她笑了，好像她的耐心经受了考验。我觉得是件好事情——我需要逼她多久才能让她感到生气并表达出来呢？

总之，我们两个分手的时候，都有着隐约的不愉快。我花了点时间要她看看她生活中那些光明积极的方面。

虽然有种种不如意之事，但她跟卡尔的相处倒是有了改善。她现在确信他是真正爱她的，她也能在一些事上跟他顶嘴了。在性方面，不知怎么的，她也感觉轻松自在多了。她在写作，她不孤独，有几个朋友，比起她提到的那些琐碎之事，我坚信这些事情更接近金妮的本质。她对我这些话的反应是她在治疗一开始就已经告诉我这些是琐细的、不重要的事情。又一次，她几乎要对我发火了，而我替她道出了她的愤怒："我那样说很愚蠢，因为你在一开始就已经说过了。"金妮好像又笑了笑，默认了。当我听着录音打印这次会面的内容时，这些听上去要比当时感觉好一些了。

6月30日

金 妮

我觉得有点晕乎乎、洋洋自得的，但实际上，我想感受的是伤感和真实。(你会说，金妮，用些别的字眼，找找洋洋自得与晕乎乎的好的那一面。)我的愤怒让我觉得在同一时间既充满活力又死气沉沉。我其实夹在这两者之间，这让我的胃很不舒服。我越是意识到我的愤怒，我就有越多的牢骚。然后我内心的一些东西将我整个笼罩住了。我就毫无方向地走着，怒火中烧。

治疗结束时你说4点20对你来说是一个更好的见面时间，你显示了足够的世俗的肯定，是个绝好的一个人为了他的需要而力争的例子。我喜欢看到你强大有力，并有着普通人一样的反应。我能够从这种情境中学到一些哪怕是更琐碎的东西。

今天我又觉得想让你高兴，但并没有先问问你是否想被逗乐。我应该问问那是否对治疗有好处，而不仅仅在我的神经质下漫无目的地喋喋不休。

我如何才能进入更深的思考呢？你最后说我生活中的一切都挺好的，但我只提那些鸡毛蒜皮之事。

我无法集中在你要我想的事情上，我跟你讲话的那个对象是脱离的。

7月12日
亚隆医生

上周我错过了跟金妮的见面。这个星期我有两个同事来访，我们夜以继日地写一本有关交友小组的书。当我意识到我们无法完成该做的事时，我开始取消我预约的治疗。我打电话给我的秘书，让她给金妮打个电话，看看她能否改在周五来。我的秘书误解了我，取消了跟金妮的约见，其实那不是我的本意，但后来我得知金妮周五来不了。我试着给金妮家打电话，看看她能否在别的时间来，但没找到她。我很抱歉发生了这样的事情，但同时我实在有太多事务缠身，没法在周三见她，没法有效地工作。

金妮今天来了，我向她解释发生的事情。她竟完全不顾我的解释，径直告诉我她感到很抑郁，而且已经有一段时间了；她还用了"无聊"这个词。接下来她问我上周一我是否去看电影了，她好像看到我了。我告诉她我没有。然后我用了一个正统的、我认为可能是正确的解释：听上去她对我取消见面有一点不满，因为她马上就谈到她的抑郁并想象在电影院看到了我；希望那是我，那样我就可以看到她的一言一行，看着她爱抚卡尔、吃爆米花、喝可乐、吃巧克力和椰子糖。在我看来这个愿望是用来应对我取消会面所带给她的伤害的。她全盘否认，并笑着说我的想象力很丰富，我一定是在"写小说"。

接着她又以一种极压抑的口吻告诉我她感觉有多么的糟糕。令人惊奇的是，她讲的有些话听上去其实挺鼓舞人心的：她可能会得到一个她真正想要的工作——在一个成人教育学校里教外国人英语。事情似乎挺确定的了，但她还需要再等两天才能得到最终的消息。由于在她所告诉我的那些事情中，并没有导致她抑郁的明显原因，所以我确信上个星期取消治疗跟她的感觉关系重大，于是决定对此追究一番。

当她谈到跟卡尔的关系时——她感觉有多么紧张，而她又没能告诉卡尔她感觉有多坏，我开始想我和卡尔之间的相似之处。每次当金妮感觉到对卡尔做了什么不好的事情时，她就担心会被抛弃，她对我也一样。于是我努力地帮助她说出那些她无法对卡尔和我言说的话。我抓住她对我上周取消治疗的感觉穷追不舍。我坚持她没有表达她真正的情感，她对此有点不耐烦了，但我坚持着，她于是承认她有点失望。我告诉她试着将这一点点失望放到放大镜下去看看是什么样子的。她随后承认她为打电话给她的是我的秘书失望，为什么不是我亲自打电话给她呢？而且，那时她的几个朋友正在她家里，当得知我的秘书打电话来时，他们都为她在看一个精神科医生而开她的玩笑，说正是这个精神科医生让她感觉不好的，如果她停止来看我，就没事儿了。总的来说，她觉得那个星期治疗被取消以后，一切都很无聊。

我们越来越深入地接近她的情感。我对她说，她得到我的许可可以问任何她想问的问题。既然她对上个星期究竟发生了什么有着种种的猜想，为什么不谈谈她的这些猜测呢？她一下子语塞，说不出话来。我告诉她我觉得她的抑郁是对我没有见她的情绪反应，而她之所以会如此反应则有着很长的渊源，跟她早年的经历有关。我觉得她实际上是在对我说："瞧，你对我做了什么"，然后她陷入抑郁并以此来惩罚我。她对我说的话有一点赞同。我在想她是否对卡尔做类似的事情。我随后出其不意地从另一个角度来论及此事，"你的任务完成了，我确实为上周没能见你而感到内疚，感觉很坏，你的抑郁已经起到作用了，你不必再继续抑郁下去了。我们进入到下一回合吧。"她听后笑了。在治疗中，她能够让自己说出，"难道你不能给我一些什么，难道你不能给我一些生机和活力让我从抑郁中走出来吗？"这是出自金妮之口的少有的肺腑之言。

我告诉她，如果她由于我做的某些事情而生气的话，她尽可以在治疗开始时让我知道，对我发火，比起进来坐着一动不动，好像是进入了停尸房，并以她所受的伤害来刺痛我更能让我觉得离她亲近。我告诉她我确信这对卡尔同样如此，倘若她觉得她在这关系中被占了便宜或有别的任何不满意，并且不公开地跟卡尔谈她的感受的话，势必会导致关系的结束。不谈及自己的痛苦，她将自己跟他隔得更远了，就如同她对我一样。

7月12日
金　妮

有时候你太聪明了，以至于激发起我的一些挺牵强的类比来。譬如当你问我会面取消时我的感受，是否由于我没在那时见到你，于是我就在电影里见到了你呢？精神病学真的有点滑稽，有点像我们共同在写剧本。如果你是跟我一样思考问题的话，那我就知道我们两个只是在瞎扯而已。

每次回答你问题的时候我总会咧嘴一笑，我很不喜欢。这有点像是在笑我自己。我不带表情，十分严肃。但只要你一召唤我，给我一个起头，给我一个响应的机会，我整个就轻松活跃起来。

我喜欢将某一特定事件放在放大镜下，并试着去描述出所有情感的方法。那有点像将生活放在慢镜头下观看，那正是我所喜欢的，只是我觉得这件事没有那么重大而已。实际上我感觉到有两个方面或两种情绪。我给你的那个是我觉得你想要的——那就是，当你打电话给我的时候，我有点失望和生气。另一方面，则是我吝啬的一面，我如释重负——可以少跑一趟了。可以省2元钱，有更多的时间去做别的事了，不用乘长途车了。

在治疗中，只有当我伤害到你的时候，譬如我暗示你我并不在乎是否见你时，我才会有一些感觉。而当我离开的时候，则感到歉疚而伤感，远离了那个没心没肺、没有情感的我。

当你提出让我在你身上试试我的一些问题和需求，然后再在卡尔身上试的时候，我感到充满了希望。"拿我来试试吧"，你说。那听上去像是一次极大的冒险。

但我似乎总是在粗粗地浏览。然而在治疗结束时，我觉得复活了。无论我感觉如何，你对我的关注总能让我复活。我喜欢你的理论：为了达到目的，我甚至宁愿让自己抑郁，死气沉沉，才能让别人感到内疚。你总结说，因为我已经达到了目的，我可以开始做些新的事情了。当你给我那份我问起过的有关海明威的文章时，那真是出人意料的褒奖。

但我拒绝过于看重治疗中那些个别的细节，可能那正是我无法在报告中写出我做了些什么的原因。我也无法在治疗结束后的几个小时里抓住或回顾我的感情，然后将它们忘却，并且在一周的其他时间里不再想起它们。

7月22日
亚隆医生

今天金妮打电话来，问我是否可以改在下午3点而不是4点见她。正好那个时间对我也很方便，所以我就答应了。这是一件不太寻常的事，因为她通常很怕提出这样的要求。她一开始说最近两天她处于一种麻木中，但之前一个星期倒是过得特别好。显然她想告诉我那些坏时光，而我则禁不住对她的好时光感到好奇。她说上一次治疗中发生了一些事情，让她觉得格外轻松，那就是我的"完成任务"的声明：借助抑郁，她成功地让我觉得内疚，而我坦诚地指出她的操纵，建议她见好就收，然后将能量投注到别的事情上去。这件事的重要性在于我将她在暗地里做的事情变得明白无误，由此削弱了它的力量，因为这必须在无意识中操作。

这个星期的问题主要在于她为了教英语而上的两周的课程。在两个场合，由于她的纽约口音，她将"古巴"错念成"古波"。老师向她指出了，于是金妮就确信这堂课她要不及格了，这可能是这件事情中最大的灾难了。我将我装满种种计谋的锦囊打开，一个一个地扔给她，以助解决这个问题。有些方法挺管用的，而有些则已经很陈旧微弱。我试图让她明白这绝不可能是一次会改变她生命之旅的灾难。我试着指出，相对于她的一生，这是一件微不足道的事情，离金妮的本质也很遥远。我试图让她想一想在过去曾经显得极其重要而现在已经几乎被遗忘的事情，想让她从正确的角度来看待最近发生的这件事情。我很困惑，金妮为什么觉得这个老师有权利来定义她是个什么人，如果她在课堂上不及格，就意味着金妮什么都不是。我甚至嘲讽地建议她想象如下这个墓志铭："这里躺着金妮，在弗拉德先生的英语课上不及格。"我还试了另一个办法，想让她想一想是否错看了当时的情景。我觉得似乎不太可能如金妮所说的，那个老师就是想让她不及格来满足他的权利欲。我提出由于她预见了一种可能的失败，所以她接下来做的事情有可能正好导向那个期待中的"灾难"。可能老师还没有机会看到金妮的一些优点，随着课程进展，他会有机会欣赏到金妮的长处，譬如她的机智和坚强。可惜，这些办法都不太管用。她就在那里，是那个10岁的女孩子，穿着浆洗得挺括的黄色衣服，玩着躲球游戏，朝我吐着舌头，机智地躲开我扔过去的每一个球。但我总觉得单单是我这些努力的强度，也足以给她一些抚慰。哦，对了，我们还谈了另一件事：她在课堂上有时回答不了一些问题，她觉得卡尔一定认为她很蠢（卡尔跟她一起在上这门课）。我想卡尔已经跟她生活了这么长时间，自然对她的智力有所了解，所以这是不太可能的事情。

面谈中的另一个主题涉及我上周治疗结束时给她的一篇我和我妻子合写的有关海明威的文章。她一开始说她很喜欢这篇文章，后来又说她不知道这文章是我和我妻子合写的。我建议她若想知道有关我妻子的事，她可以问我。她问："她教什么？"我告诉她我妻子教法语和古典文学，又问她是否还有别的想知道的，她说："没了，就这些了。"她只是说她不明白我的妻子竟然也是个教授——她曾在街上见到过她一次，现在她觉得可能在大学里也见过她。我试着想探出些别的反应来，因为我感觉到气氛有些紧张，猜测到她会有些妒忌，但她不能也不愿意继续谈下去了。

另一个话题是关于她想象自己病得越来越重，最终卡尔跟某个在工作中认识的漂亮女孩子跑了，而我会带金妮到乡村深处的一个小木屋里去。这个木屋是我的一个同事和好朋友开的医院，这个朋友会鼓励她表达愤怒，做那些她不能做的事情，从而帮助她康复，我则会不时地去看望她。我指出，这个想象显然来自于上一周她度过的一些好时光，因为她过得太好了，就有不再见我、失去我的危险。

最后，金妮还自我责备了一番，为她自己的"不严肃"而难过，她对她自己做的任何事情都不曾当真过，她显得太"轻率"，哪怕是对治疗也如此。我很难理解她究竟指什么，因为我觉得她很认真。她的"轻率"和幽默恰恰是她的迷人之处，我不愿意看到她如同要做外科手术般地切除它们。

Passing Winter

IV 一个转瞬即逝的冬天
（10月26日—2月21日）

10月26日
亚隆医生

距上次见到金妮已经有3个月了。我一直很忙，因而并没有太想她，但当她一跨进我的办公室，我马上就感觉到金妮身上特有的某种东西将我紧紧地缠住了。

我一坐下来，跟她才谈了5分钟，就又被带回到那个不同的心理空间去了。这个心理空间里有着一些熟悉的领域，而我已经有几个月没有造访了。金妮告诉了我她在做的一切。她稳定地工作了3个月，每周工作40个小时，直至她由于一些无法掌控的情况而被解雇。她还是和卡尔住在一起，并相处得很好。她不再老是陷在他马上就要离开她的阴影中不可自拔了。偶尔，他们会说起一起去南非，但她还是不太确定是否真想离开美国。她结交了些新朋友，跟他们交谈，她同时也在想象中跟我谈话。当她汇报完这些显然是"好的报告"后，她打住了并开始考虑到她存在的"坏"的一面。她觉得没有真正地生活，而只是在随波逐流、沾沾自喜、快快乐乐的。我建议她重新考虑她对活着的定义——可能她真正的生活并不只存在苦难。她问我是否当真，是否这就是精神科医生认为的进步。我告诉她，她得了一种叫意识过强的疾病。她同意她总是过于关注自己。她一直充当着观众的角色，而很少去参与演出。

她跟卡尔的关系有了很大的好转；可金妮强烈地觉得她并不能真正地跟他沟通。跟他在一起，她无法真正地"认真"起来。虽然她希望从这个关系中得到一些不一样的东西，但她又无法清晰地解释她究竟想要什么。当我进一步追问的时候，她说她想要卡尔看着她的脸，叫她的名字。他们日日夜夜都在一起度过。他们的工作相同，在同一个成人教育中心里教书，我猜想白天他们在一起工作很忙，没有时间搞得关系紧张。但是到了晚上则不同了，有关性的事情至今还没有解决，令人痛苦。金妮觉得她在自己的性功能不足这一点上应该对卡尔更诚实些，她应该将一切都告诉他。虽然我没有说出来，但我觉得她应该对某些隐私的话题有所保留。她希望能跟卡尔一起去参加一次交友小组，那样她可以带着内心最深的忧惧面对他，而他也无法轻易地就将话题略过。我半开玩笑地建议她下次将卡尔带来。她一下子紧张起来，坚称卡尔并不相信精神病学。

有一回她说她依旧是治疗刚开始时的那个金妮。我问她是否真的相信她自己说的话。当她重复说她觉得在内心里她还是一样时，我忍不住指出我所感到的她的变化。她承认，她和卡尔的关系确实改变了，现在他负责一半的家务，她再也不必付汽油费了。但她很快就将这些进展说成是为了我才有可能的，若不是为了我，这些将永远不可能发生。我试图让她看清她在玩的游戏——通过将收获归功于我而否认它们。治疗结束的时候，她对我相当生气，说我就像她的父母一样总是安慰她一切都会好起来的。

她也谈到了对我发表她的报告的一点担忧，这促使我问她是否还记得我们之间的约定。她记得我答应未得到她的同意，不会将之发表，她还说由于卡尔知道我是谁，所以在任何情况下我都不得用我的名字来发表。她死了之后也如此。她还开玩笑说她也要电影的版权。我不得不承认，她讲着这些的时候，我感到失望。但她是对的，虽然随着时间推移，她可能会改变主意，并对这些事有不同的感想，或者我们应该一起匿名发表这些报告。但我们还是忘记这些为好，因为我觉得这些报告的质量还达不到出版的要求。

11月1日
亚隆医生

颇为奇怪、感人、断断续续的一个小时，满是令人迷惑的起起落落。

由于膝关节受了点伤，我的一条腿打上了石膏，我的办公室经过了重新布置，看上去有些凌乱，我坐在一个不同的位子上，金妮坐下来就开始讲话，对眼前这些明显的变化一字未提。她是我碰到的第一个没有立即问起我的腿的人。她一开头就说她觉得今天想沉默——不想多讲话，还是让我们做些平常不同的事情吧。开头的10～15分钟气氛有些尴尬。金妮显得有点窘迫，当她说话的时候，我察觉到她所讲的一切都有着潜在的性意味。她说卡尔对她重新进入治疗感到失望，希望她能够尽快好起来，不用再来看我了。后来她又谈到无法向我展示她的感情，并补充说她无法在我们两个（我和卡尔）面前表达情感。我有点吃惊于她所指的生活中的"两个男人"，我问她卡尔是否觉得我是"另一个男人"，她否认了。后来她又用"坚不可摧"一词来表达她对我们的态度，"坚不可摧"*一词马上引发了我对怀孕的联想。她接着谈了上个星期发生的一些事情，所有这些事都提示她在这段时间过得非常好；她和卡尔去了一趟 Big Sur 的风景区，他们之间的一切都很好。她过得很愉快，但她生活中依旧缺乏某种东西，而她也不知道究竟是什么。

她告诉了我她的一个梦，虽然她声明这并不重要。（每当我听到这样的声明，我的耳朵就竖起来了，这通常意味着一个重要的梦就要开始了。）梦里有一个精神科医生和一个女孩子。女孩子非常古怪，她的一双手做着一些奇怪的事情，她有精神分裂症，精神科医生十分喜欢这个女孩子，照看了她很长时间，最终催着她跟一个刚从越南来的小伙子走了。这个男孩子是她在越南被杀的兄弟（现实中她没有兄弟）和另一个男孩的组合。一开始跟这个男孩子之间一切都很好，但渐渐地他开始对她不太好了，她的精神分裂症变得越来越严重，最终发展成了紧张症。在梦中，她跟这个男孩子走之前，精神科医生教会她如何不生孩子，并告诉他们不要走得太远。后来她试图凭一张处方得到避孕药，但又担心精神科医生会到处找她，会在药房发现她。

我试着围绕着她的这个梦来工作。但金妮强烈地抵抗着。我对这个梦似乎比对她还更有兴趣。因为她的抵抗窒息了她的好奇

---

*坚不可摧一词在英文中为 impregnable，同时还可以解释为"不会受孕"。——译者注

心。我告诉她说这个梦让我想起了我们常讨论的一些事——她唯有发疯才得到我的关注。我问她："为什么我要告诉你不要孩子，不要走得太远呢？是谁的声音在告诉你这些话呢？"她说不知道，听上去很像是她父母的声音，但她知道现在她的父母不会告诉她这些的。他们挺想她结婚的。于是我们得出结论，这个声音是她年幼时，她父母对她讲话的声音，而这个声音依旧跟随着她。就这样，又一个矿藏丰富的梦给挖掘了出来。

但为什么她不提我腿上的石膏呢？她说一开始并没有注意到它，以为是个绑带。我问她是什么让她这样想的。她说它看上去不太舒服，我穿着跟平时不一样的衣服，她可以清晰地看到我身体的轮廓。我是否穿着针织裤呢？她想象我穿着睡衣裤看电视的样子。在睡裤下，她可以隐约地看到白色的衬裤，而实际上是那个石膏。她的思维凌乱，很难理解。她从未清楚地解释她为什么选择忽视这个石膏模具。我只能假设那个模具，以及模具里边的腿，将她带到了我们之间的有关性的敏感地带，太近了，以至于她必须回避。

她突然提起卡尔对她讲的话，"如果你有一个孩子的话，孩子开口讲的第一句话将是'我不会'。"（所以我早先的直觉是对的。"不会受孕"这个词突然出现在梦里，并非没有任何意义；而当她谈到生活中少了什么的时候，她想到的是没有孩子。）卡尔有关她还没出生的孩子的评论是残酷的，这个残酷体现在不止一个层面。我问她为什么没有这样告诉卡尔，她说她不告诉他这样说是残酷的，实际上证实了他想说的话：她什么都做不了，连表达不赞同都不会。后来她说她喜欢我说的这些话，那正是她希望我做的。我接受她的邀请，进一步谈有关婚姻和孩子的问题，迫使金妮直面它们。"你想从卡尔那里得到什么？你想结婚吗？你想要孩子吗？你为什么不问问他是否想跟你结婚或者至少搞清你现在究竟处于怎样的状态？你是否想做个按习惯法同居的妻子（未行正式仪式或未经法律批准的婚姻、同居）？"她说："哦，他会跟我住5年加360天，然后就在到期前离开我的。""那你为什么要忍受这些呢？要么改变现状，要么停止抱怨。"她很巧妙地用一种戏剧性的方式打断了我一连串的提问，"用你拉伤了的膝盖来倾听你吧。"我们俩忍不住大笑起来。

她说她并不真正想跟卡尔结婚，因为她至今还憧憬着要独自住在森林中的一个小木屋里。我拒绝转换话题，说她的这种想象很孩子气、很浪漫，而且在她的想象中她从来都不是真正一个人：总有一个大人在那里照看着她。谁是那个大人呢？为什么他要关照她一辈子呢？他是不是她的父亲呢？但她的父亲不可能永远在那里关照她的，某一天他会死去而她还将继续活下去。这些话让她流了泪，她低声说她不想想得太远，但我告诉她这是生活中一个残酷而赤裸裸的现实，她无法回避。

会面中的早些时候，我感觉到她对我的抵抗，并指责我不像其他的精神科医生一样，我要她向外看而非向内心看。我告诉她，她往内看得太多了，而她说她只是用一种肤浅的目光瞥一眼而已，并希望我不要批评她太内省了。所有这一切看上去都是挺健康的征兆，这表明她能够在我面前维护自己了。另一件事则是她注意到另一个办公室门上写着麦德琳·格日尔的名字，并要我小心不要告诉麦德琳任何有关她的事，因为她认识她。然而极具讽刺意味的是，我的同事麦德琳恰恰是唯一一个读过金妮报告的人，而麦德琳现正跟金妮的一个朋友约会。该怎么办呢？我因为担心会伤害金妮而没有将事情告诉她，我也很犹豫是否该告诉麦德琳，担心我会透露更多——我还没确定她有没有将报告中的金妮跟她在旧金山碰到的金妮联系起来。

11月1日
金　妮

　　治疗开始时，我并没有任何特别的问题或烦扰，一切都显得挺抽象的。但我很喜欢这次治疗，觉得它对我很有帮助，可能是因为你说得比往常多的缘故。

　　当然，只有当我们开始接触到感伤的话题时，我才有所反应。譬如当你说我的下半辈子生活中将没有我父母存在了。比起同龄人，我确实更多地依赖他们，我总是用过去作参照，没觉察到自己的改变和成长。我既没有一份工作，也没有另一家庭来定义我。所以我依旧觉得我是一个特殊的孩子。当你对我的"特殊性"稍加讥讽时，我觉得讨厌，你是在故意惹恼我，但你说的又都是对的。我确实就是这样看我自己的。正是那份特殊让我用诸如绝望、孤独、自怨自艾的老处女等想入非非来奖励自己。治疗中最有用的是当我告诉你我是怎样做的，而你告诉我应对那种情况的别的方法。这可以强化不同的行为模式。譬如当我告诉你卡尔说我的孩子开口说的第一句话将是"我不会"时，我的唯一反应是被伤害，然后就是恐惧，并觉得需要小心翼翼地看他是否依旧喜欢我。当我那样表现的时候，我必须想象那个真正的我其实已经抽身而去，已经脱离了现场。当没有人需要我小心翼翼相待，没有人需要我讨好和依靠的时候，我将找到真正的责罚和真正的救赎。这种想象妨碍了我改变日常的行为，也妨碍了我改变当下的行为。唯有我能用我每日的生活来实验，去改变我旧的行为方式的时候，我才能感受到成功和成长。我并不真想自我放逐，自我折磨。我喜欢卡尔和我周遭的一切，我需要那一切。

11月9日
亚隆医生

　　无聊单调黯然的一小时，没有任何有趣的时刻。金妮说昨晚由于一个很愚蠢的原因过得很糟糕。事情起源于卡尔说他感觉不太好，他为自己的未来和职业担忧。当时他们正准备就寝。金妮一躺到床上就开始想象他将离开她，将留下她独自一人度日。她为这些念头所烦扰。

　　这件事为整个会面定下了基调，因为我立刻就想到她应该找出困扰着卡尔的原因，并试着帮助他。当我将这些话暗示给她的时候，她反应说："我应该做什么呢？你的妻子会怎么做？"我几乎是呻吟着回答："哦，不！"随后她说了句玩笑话："尼克松太太会对尼克松总统说什么呢？"我猜我再也没有回到她的问题上，一方面我认为让金妮知道我妻子会说什么对她毫无帮助，另一方面，也因为金妮是在问一些个人的信息。我迟疑着，不想给她提供这些信息。至少我们很快就发现，她和卡尔之间不谈个人的事。

金妮从未想到要帮助卡尔去探索他对未来的感想，而我认定，有一部分原因，是由于她也从未从卡尔那里得到过任何有关他们共同未来的明确想法。虽然他们也会长时间地谈些美妙的主意，但是他们的关系中存在着一些根深蒂固的原则，而这些原则妨碍着任何严肃的个人谈话。我感觉到她想得到我的指导，去打破她和卡尔之间的这种习惯。我问她想从卡尔那里知道些什么，这引出了至关重要的一个问题：他们的关系对卡尔意味着什么？他会在这份关系中投入多久以及多深呢？

她随后谈到一次文学聚会。聚会上，在比她年长的人面前，金妮表现得像个10岁的小女孩，她一下子就变得非常呆板冷淡，觉得自己没有任何实质性的东西。如果没有卡尔和别的人在场，她会蜷起身体，让自己不存在，因为她觉得她所能做的就是围着别人的主意转。我跟她分享了我的想法：事实上正相反，她有着格外强的实质，这是每个人都能感觉和意识到的。当她听到"大人们"讲话时，她无法跟他们交谈，但她完全可以坐在那里，在她的头脑里对此嘲讽一番。她的举止对我来说并非没有道理：她为什么要跟别人一样呢？

她随后机警地让我中了她的圈套，她反问我：如果她就是那样子的，我为什么要指望她会在跟卡尔的关系中有所不同呢？我勉强地应答说，人在社交场合与私人场合会有不同。跟亲近的人在一起时，人们通常会谈及亲密的事，除非他们忙于生计或一起工作，不用多讲就已经关系密切。她与卡尔花很多时间跟别人谈他们内心深处的东西，并在他们的写作中探索自己的情感。我很难想象倘若他们不能更好地沟通，将如何继续相处下去。

金妮说自从我逼着她去跟卡尔谈油费一事，她最近的生活中开始出现一些小的变化，这是一个痛苦但很重要的转变。她希望我能够再逼她做些类似的事情。

某一刻我觉得金妮实际上没有更多要跟我谈的，这意味着可能她有了好转，可能不久就会停止治疗。当然，还有一些方面依旧有问题存在，但总的来说她的生活开始呈现出一种令人满意的局面了。

11月9日

金 妮

　　我提出了有关交流的话题，譬如，我无法跟卡尔谈一些严肃的事情。这是我的一部分，我跟他相处的方式也就是我跟你相处的方式，所以若想要知道卡尔的感受——你的感受又是怎样的呢？（我应该问你的）你们两个又能坚持多久呢？当然，我对卡尔有着更多的担忧，因为对他我投入更多的生命、更多的身体器官、更多的感情。

　　当你问我有没有从小组治疗中学到什么东西时，我有点诧异。小组治疗的经历，既没让我进步，也没能为我的进步铺路。我只是将小组当作是个临时的伙伴。实际上我们的很多问题并没有找到真正的答案，而任何问到我的问题，我也从来没有很好地回答过。我将理性的界限打破，更多的陷入一个恶性循环，并以咧嘴一笑来表达。昨日我们曾两度陷入沉默，而且是极其空洞的沉默——你问我发生了什么，而我什么都没说。

我很高兴麦德琳跟你谈过了，我猜想（而不是问你）她说我是一个可爱的人。但你瞧，我将严肃跟坦白混淆了起来。我是在聚会上碰到她的，我像是一个受了惊吓的天真姑娘。（我母亲说你可以在聚会上什么都不做，可以不言不语，但千万别老站在同一个地方，免得让人注意到你。）在聚会上，卡尔提到你，而麦德琳努力地听着，我告诉她我已经看了你3年了，而今年我在为你写作。此时此刻我并不想说这些，但当我不知该说些什么时，我就讲些跟别人相干的事情。

你昨天提到应该大胆地说出自己的想法，你说的是对的，但对我的情感没有任何的影响，并不比杂志上的某篇文章更有用。你就是无法将信息传达给我，触动我。但我的感觉并不坏。

在去车站的路上，我很乐观，想象着我已经对卡尔说了该说的话，一切都好好的。然后在我想象的动画故事中，你将要远行，于是推迟了下一次的治疗，我会打电话给你，告诉你一切都安好。

你看我的思维是多么的散漫，或者就是想找条捷径，而无须去做严肃的思考或工作。

虽然我是这么的浮于表面，但是当我们谈到我的"存在"时，我还是很喜欢。但我知道我需要一个特种部队在我身边，我方能感到自然，并真正感知自己的"存在"。即使我的沉默让别人感到不舒服了，我还是无法让自己开口讲话。我无法给予，他们必须给我。我知道这并不重要，但我还是给宠坏了，以至于在通常的情况下我连最起码的都不能给予。

11月16日
亚隆医生

今天的会面很单调，让我觉得很不舒服。我好像是个啦啦队长或是拳击场角落里怂恿金妮上场的替补队员。她进来时说她没有按我上周建议的那样去做，她没法跟卡尔提出有关婚姻的问题。更具讽刺意味的是，她让一个很好的机会从鼻子底下溜走了。她的一个朋友在一次聚会上半开玩笑半认真地问卡尔和金妮："你们俩何时结婚呀？"卡尔马上回答说他对婚姻没有兴趣，他不认为金妮和他之间拥有的叫"婚姻"。金妮本来在当晚应该有机会跟卡尔谈谈婚姻的，但她却冲动地邀请每个人都到他们家去看电视上放的电影，一直到凌晨4点才散。卡尔对金妮这种做法很生气，结果到了傍晚她不得不向他道歉，让他息怒。

还有两件别的烦人的事。譬如，有一晚由于金妮在准备晚餐时出了点差错，卡尔开始在鸡蛋里挑骨头，数落她的种种不是。她对他所说的一切都唯唯诺诺，几近于感激涕零。我很困惑他们的关系怎么会全由他说了算，他有权批评她，而她却没有相应的特权。我想看看她有些什么要说的。她说，她可以告诉卡尔他也做错过事情，但这毫无意义，因为他批评得完全对。我不得不一再重复：事情不在于他是对还是错，而在于他们的关系怎么会是被如此决定的呢？我跟她做了些角色扮演，我重复卡尔说的话，并要她以不同的方式来应对他。她则开始找借口，说她就是想为他做顿可口的晚饭，如果他宁愿吃汉堡包的话，她可以做得尽善尽美。我告诉她太不直截了当了，难道她就不能说些更个人化的话了吗？在我办公室这个安全的设置中，她也做了角色扮演。她告诉卡尔他伤害了她，他为什么要在马上就寝前，这样损她呢？随后她从那个不太舒服的一幕中开溜了，她有一种有趣的观察，觉得我好像将她置于一个武士学校，教她如何将脚牢牢地站在正确的地方，教她如何正确地持剑。

她还说了另一件事：这个星期中有一次她脱口对卡尔说"我爱你"，而卡尔却什么都没说，我想知道为什么她不觉得有权利去问清楚他为什么沉默。她坚持说她已经知道了答案——那就是他并不爱她，也没兴趣跟她结婚。我随后谈了我的两点看法：首先，如果她说的是真的，那么她还有兴趣继续跟卡尔在一起吗？这种"无爱"的关系是她生活中想要的一切吗？其次，我告诉她我不相信她有能力去寻找答案。譬如，我提醒她，曾经有很长一段时间，她都没能提出要我们改一下会面的时间，因为她怕这会惹恼我，而当她终于鼓足勇气问我的时候，她发现她的看法是完全错误的——可能她跟卡尔也会犯同样的错。她忽视了很多事情，譬如，他跟她度过了他生活的很大一部分时间。于是我继续催促她去对卡尔"说些私人的话"。我有点担心事情究竟会如何进展，可能我在要她做些她无法做的事，可能跟卡尔的关系比没有关系要好。我总记得麦德琳对我说的话，她见到卡尔的时候，觉得他是个多么有敌意的人。可能我在过分地保护金妮，但看上去卡尔的确未能善待金妮。不知为什么，我确实想从这个家伙手里将她拯救出来，或至少帮助她改变这种关系，让金妮生活得更轻松些。

11月16日

金 妮

　　我对昨日发生的事记不得多少了，这或许是个好兆头。坐在那里等你的时候，我看见一个女孩子满面泪痕地离开她的治疗师，我觉得那是我的过去，我曾经的"湿透的面巾纸加上重大的话题"的好日子。

　　总之，当我们开始的时候，我已经满是焦虑了。我自然没有什么好谈的，我还想去一趟洗手间，并觉得我所能做的就是告诉你那些已经过去了的事情，绝非为了改变什么。谈着谈着，我有想哭的感觉。尤其当谈到那个傍晚，朋友伯德问及有关我们婚姻一事时，我一边讲着，一边努力凝神想着，浑身颤抖。这样子我坚持了很久，直至我自己迸出泪来。瞧，我对谈话的兴趣远不及由谈话引发的情感的兴趣。眼泪比起它们背后的智慧更容易得到。

　　我们回到老话题上："我为什么不能大声地讲出自己的想法呢？"这时候你开始扮演卡尔的角色，但我从未真正扮演我的角色。（虽然我现在想起来，那正是我一直想要你做的，给我一个让我装着知道应该怎么做的机会。）我知道在办公室里很安全，但我不逼自己。至少你让我觉得我永远不会被踢出门或扔出门。所以当你说："除非你知道如何走出这种情境，知道在任何情况下你都有发言权，不然你将永远不能维护自己。"我知道那很重要，我应该记住这些并好好地想一想，但我将这一切都归为"另一天"搁置起来了。虽然我可以在当天就开始，但我没有。

不知怎么的，我觉得好像我离我们的起点又挪近了几步。我知道在到达某一点后，我只是在滔滔不绝地讲话。跟往常一样，我限制着自己的反应和感觉。我无法集中精神。可能我应该在开始走神的时候，就告诉你，这样我们可以就我的走神谈一谈。但我只是看着你试图激发我，试着让我往前走，而我如同被放进了摇篮里，感觉舒适柔软。

当我不停地说"我毫无感觉"时，我确实觉得自己麻木了。这种麻木的感觉不停地冒出来，却只是一种借口。我知道这所有的一切都让你生气。我为此感到羞愧。我知道，如果停止去想我的麻木，我将能更好地感受更深的情感。在上个星期里，我确确实实地感受过这种更深的情感。

你好像对我的"为过去的道歉"有点不耐烦了。

11月23日
亚隆医生

　　跟金妮的治疗糟透了。更糟的是，跟金妮前面的那个病人的治疗也好不到哪里去。这个病人表现得极端敌意、抗拒、沉默、对我极不信任。而我不停地试图刺激她，让她能够有所松动。

　　跟金妮呢，抓不住任何可以一起工作的东西。渐渐地，"帮助金妮只能是一种徒劳"的感觉袭上来，因为她本人并不想要什么改变。一个小时结束时，我觉得我正面对一座悬崖，悬崖的石头光滑得没有攀缘的可能，只剩下一条缝隙可容得下一个脚，而这缝隙重复着我说的话：金妮并不幸福，因为她不知道卡尔是否想跟她结婚，而她为什么不问问他呢？那似乎是唯一可能对治疗有用的支撑了。可怜的是，就连这点支撑都在风吹雨打下变得很微薄了。

　　她走进来。第一句话是：直至她跨进这办公室，她一直感觉很好。她接着说她一直在打字机上打她投寄给不同杂志社的故事。

很显然，她为没能如我建议的那样去跟卡尔做些私人的交谈而有点难为情。为了防止我指责她，她用她的故事来回报我。我原本可以向她指出这一点的，但那又怎么样呢？治疗的大部分时间里，金妮感叹自己无法"认真"起来，感叹她什么都不该说，因为她只是在喋喋不休，没有真正地想解决什么问题。我和她是如此的隔阂，最终我让她直接问我一些问题。她终于说："你将继续看我多久？继续让我来喋喋不休，并说我一切都好。"我努力坦诚地回答她，说我将跟她共渡难关，当她生活中还有那么明显的令人不满意之处时，我不会轻易相信她那些一切都好的话。她听了显得挺高兴的，有点像个孩子。后来她说她恨自己，因为她没能跟我"开诚布公"，她觉得自己像是一个骗子，哪怕笑容也是假的。我无能为力，只是一遍又一遍地重复："你想改变吗？"可能现状太舒服了。我觉得所有改变的责任都落在了我身上。她甚至要我为她制定目标。我三番五次地说着同样的话，但一切都是徒劳。今天我第一次想到可能我将治疗设置得太无限期了。可能我需要定一个结束的时间，譬如4个月或6个月，这可能加快我们的进展。我有时想她是否想要我这样做，可能今天她要的就是这个。

11月23日

金　妮

　　走进办公室前，我担心我没什么可说的，但我安慰自己，一切都会像魔术一般，自己发生的。倘若我不是那样多话和僵硬，一切确实都会好好的，但我一开口就开始为自己辩解。我无法自主地去改变一种坏处境或者从中走出来。我在治疗中做的一切可能跟我现在做的如出一辙——只是自顾自地谈论自己。这真是最令我难堪的时光了。

　　当我说我希望你能帮助我修正自己，并给我目标时，我并非指用琐碎的家务活来填补我空洞的一周——那些太便捷太琐细了，我是想要知道在治疗室里可以做点什么。这所有的一切都源自于想跟你谈谈你觉得的重要之事的冲动。你是个仪仗大师，所以我有点埋怨你，我们总是不断地去揭那些老痂，去谈那些一直存在的关键而明显的话题——他爱我或者喜欢我吗，卡尔会离开我吗？这就好像是在重复同样的字谜游戏。

昨天我的内心虚无得如真空一般。我的生活仿佛是篱笆边上的丝石竹，在即临的又一次风暴前稍稍喘口气。此时我坐在家中，没有你的安慰，我可以想到很多可说的事情。有关存在的无聊和压力的。卡尔是如何在晚间上床前，环顾四壁之后，说："我恨这个地方。我恨它。"而我不得不认为他是在审视我，将这屋子作为替罪羊，实际是在跟我说话。那无法让我感觉到爱与情欲，哪怕我能够嘲讽地告诉他在临睡前讲这句话，无法引发爱欲，有点残忍。我依旧为他明知这样的话可能有的影响，而照样能够将之说出来而感到不安和不悦。那简直就是对我们的关系太不敏感、太不在乎了。但随后我就想到他自己正经历着一些艰难的时光，只是在发泄而已。也有可能昨日我没有什么真正要解决的问题。我觉得是在浪费我们两个人的时间。

　　当你问及我的目标时，我才意识到我简直不知身在何处。我给着笼统的回答，好像在跟一个中学里的辅导员谈话。

　　我好像对你的意见有一点兴趣，但其实我并没有真正地听进去。譬如当我们讲到我的定期储蓄账号时，我对我的才干就好像对这个账号。我将它留在一边，攒着利息，除了偶然稍加动用外，一直等着某个需要灵魂和金钱的危急时刻的出现。又一次我将生命搁置了。为了危机或者命运，将自己保守起来。

　　过后想到治疗记录，想到我们谈论的是那些未做的，而不是做了但又做错了的事情时，我的感觉加倍的坏。我对治疗完全在我没能跟卡尔交谈这个方向展开而有点生气，因为这是个错误的出发点。我猜想是我让事情如此发展的，我一开始就很孩子气地跟你谈我的写作以取悦你，但你为什么不能改变这种情形呢？

以前，你可以让我放松，当事情进展不顺利的时候，你让我试试不同的方法。而这次的治疗好像是我在为一次我并不想要的工作申请，去参加面试。

这样的治疗是具有感染力的，治疗进行到一半时，我就知道我会在过后惩罚自己，事实上，我确实惩罚了自己。那让我感到压抑——我无法让这一切停止，我无法要你帮助我，你就任我这样下去吧。

当你不停地用现状之饵来诱惑我，说着我其实可能挺幸福之类的话时，我应该生气的。我觉得我该一跃而起，对你说："不，不，你错了，一切都糟透了。"但我没有这样做，而那就意味着一切都没有错。你又说可能现状并不成功，但可能我并不介意。

唉，我其实并不想放弃跟卡尔在一起的这份生活，但你和我自己的话却将我往那个方向推。我从不跟你说那些好时光，因为它们来了，又去了，自然不留痕迹。这些好时光镶嵌在我们的沉默的每一条边上，让我们无法彼此诉说爱和需要。

我就那样将自己摆在那椅子里，努力装出些情感和形状来。

11月30日
亚隆医生

很伤感的一小时。一切都变得越发的苍白了。我很受挫，觉得自己无能，困惑于不知道该往哪里走。每隔一段时间总会有一缕希望之光透射过来，但总是太短暂，不能持久。有时候我觉得仿佛我们拥有的只是一个错觉：我们两个其实都知道一切都无济于事，但就是不敢说出真话。

她开始说上次见过我之后的有一天，她的一个好朋友抱怨金妮从不曾真正地展示自己，也从不曾暴露任何有关她自己的事情。她的朋友无法知道金妮在想些什么，感觉如何。打那以后，虽然她的朋友并没有给她下什么最后通牒，但是金妮一直试着变得更坦白些，可她又觉得有点被逼迫。显然这跟我这几个月里一直对她说的话很相似。后来她指出，至少她可以为除了我之外的另一人去努力地改变自己，这给了她一些希望。

她接着告诉我上次治疗后，她感觉很悲凉，上一次的治疗对我们两个来说都很糟糕。治疗结束后，她立即感受到一种绝望，仿佛她额头上给烙上了一个擦不掉的印痕，她永远无法改变它。"为什么不告诉你自己，这一小时真是彻底的浪费！但那又怎么样呢？"

依旧有些有趣的事激起了我的好奇心。自上次治疗后，她被一些幻想迷住了。这些幻想主要是有关她将来的生活的。她30岁或35岁，一个人住，悲惨，不幸福，做着些无足轻重的工作，譬如在百货店里打工。偶尔会有人去看她，可能是我或是她父母，紧接着她陷入一阵长时间的哭泣中，她的幻想也随之终止了。她极端地自怜。当她跟我描述这些时，我不断地问自己，这个幻想究竟有些什么作用呢？这个幻想一定是一个愿望。那么这究竟是个什么样的愿望呢？我猜想如果她不幸福，她就可以让我、她的父母和卡尔都不幸福。很明显，这个幻想中有着很大的敌意。

我告诉她贝可特 * 戏剧中的一幕：剧中的主人公祝愿他的父母升入天堂，但希望他们能够看到他在地狱里受煎熬。有关敌意的阐释对她毫无作用。在谈话中，我进一步敦促她，她承认说她觉得我应该在上次治疗中做得有所不同，我应该用些放松技术，或者她可能应该接受行为治疗。我指出那几近于是对我的批评。但这样一来，就将她的评论给完全压制住了。

治疗依旧在我们的旧话题中结束，那就是她无法跟卡尔做私

---

* Beckett，1906—1989，出生于爱尔兰的诗人、散文家、小说家和剧作家。——译者注

人的交谈。现在卡尔找不到工作，他一个接一个地申请，但总是遭拒绝，随之便陷入到更深的抑郁中去了。这个星期的某一天，当卡尔躺在床上时，她上前去问他怎么了，她为自己能这样做感到骄傲。他说他就是感到有点低落，但这是他自己的事情，跟她无关。我有点困惑为什么在这段时间里，她没有给他更多机会谈谈他正经受着的痛苦。对我来说，这很像是一个孩子的父亲丢了工作，但这个孩子还没被允许参与到大人的事务中。她说她正感觉如此，任何变化都能击败她。她记得她5岁那年，他父亲离开了思雅斯*的工作，她听到消息后就开始歇斯底里了。她只是无法面对跟卡尔关系中的任何变化吗？她知道他们正面临着一个危机。卡尔显然不能继续没有工作，如果他不能很快找到工作，就会有些事情要发生，他可能需要离开这个地方或离开她，但她不敢问。

接下来的三个星期，她得到了一个全职的圣诞期间的工作，可能没法跟我见面了。我对此并没有太多的感想。见不到她我有点难受，但我正对治疗感到失望和悲观，所以暂时停一停也不错。

她正努力地想接近我，正视着我的眼睛说她至少可以看着我的眼睛，至少可以跟我保持这样的接触。

1月18日
亚隆医生

我已经有一个月没见金妮了。圣诞节期间她一直在一个书店里工作。治疗进入没几分钟，我们就又回到了那个熟悉而沉闷的困境中去了。跟金妮在一起是一种独特而戏剧性的经历。就好像她自己带着那灰色的舞台背景然后又巧妙地在治疗的开头就安排好一切。我很快就被裹挟进这出戏剧中。我跟她一样地去体验这个世界：一种奇怪、不可思议、循环往复的沮丧和失望。我也开始感到她的那份绝望。在今天的治疗中，这份绝望是这样体现的："跟卡尔我永远不可能幸福，因为我再也不能有性高潮了，我无法有性高潮是因为当我努力想要性高潮时，总有些声音无休止地嘲笑我。"这些"声音"只是她的自我憎恨的尖叫，无论是在性高潮上还是别的事情上，她越是失败，这个声音就变得越发持久响亮。蛇将自己的尾巴吞进了嘴里。毫无出路。10～15分钟后，我开始觉得头昏眼花，并感到无助和不安。

我告诉她，可能在性交中她永远无法再获得性高潮，世界上50%的女性可能都没有性高潮，她太关注于有没有性高潮这件该死的事情了。她有一个现成的反驳，当然，她说的时候还是很顺从：是上一代的女性没有性高潮，她在报纸上读的一切都表明现在的女性正拥有越来越多的性高潮了。这听上去有点好笑，但从某种意义上来说她是对的。我陷入了一个无法坚持的立场。我想强调的是她生活中积极的方面：她工作着，挣着钱，她和卡尔的关系发展很好，他变得格外的热情和关切，但她说她无法想象跟他结婚，因为她无法跟他有性高潮。那让我大吃一惊。她引用因为"不协调"而离婚的数据来坚持她的立场。我想指出不协调并不一定是指缺乏性高潮，但这又有什么用呢，这并不能将我们带到那里。

昨晚上毫无原由的，她突然哭了一阵子。今天她有点头疼。上个星期她打电话告诉我她很高兴，我一直要到这个星期才能见她。显然，她对回来见我怀着复杂的感情，但我们也无法在这上面更深地追究下去。

然后她描述了一个反复出现的有关卡尔和她女朋友的幻想：她希望她的女友会邀请她到她家去，但叮嘱她不要带上卡尔。她想象她会对她的朋友如何的生气，说些愤怒的话。她还想象傍晚时分她一个人在家独自难受，而卡尔则去打桌球。（这种幻想的唯一解释是，所有针对她的挑衅行为将允许她作出反击，哪怕是在幻想中。）我告诉她一个简单的解释，她所有的行为都可以用未经表达的愤怒来解释。我告诉她，她的幻想、她的无法照顾自己、她的过分拘谨、她对我的尊敬、她的不想伤害别的人、她的不想搞清卡尔对未来的想法，这一切都源自于她被压抑的愤怒。她回答说这真是一次又长又好的面谈。我指出她可以选择跟我说各种各样的话，但她选择了赞美。这话对她来说很有意思，她和我对此都很感兴趣。然而我们意识到这并不是什么新鲜事，事实上我们已经无数次地谈到她未能表达的愤怒了，多得我都记不得有几次了。这又一次确确实实地让我想到了"循环治疗"一词。但金妮觉得她的愤怒好像开始离表面更接近了，那份郁闷恼怒比以往更真切了。我不知道是否真的如此，还是她想通过提及她的愤怒来抚慰我的失望。

1月18日

金 妮

治疗中我内心没有丝毫的嘲讽之意。我集中思想于我的所想所言，这给了我能量，所以一切都不显得拖沓。我谈了很多——我的假期、工作、新鞋子、就寝时间、伊芙。而亚隆医生则将我所说的一切都归结到一起（我准备从今天起有意识地称你为亚隆医生。称"你"让我觉得好像你就坐在我对面，我就会要试图去讨好你，让你高兴，若我想评论你，我最多就是脸上挂着傻笑。而你的名字可能会带来一点距离感，让我停止表演），我意识到当治疗结束的时候，我试图去赞美亚隆医生，我说："这次治疗真是长啊，真好。"而亚隆医生则变得警觉起来。当时我没有明白，但现在我意识到我这样说是绕过了他摆在我面前要我回答的问题，就好像一切都已经结束了。

治疗中我们又一次提到了"愤怒"这一话题。想到愤怒，我就能更好地将之与我上班时候的狂暴、神经质和孩子气的行为联系起来,并对自己的行为有了更深的理解。我总是问太多的问题,最终陷入一种惹恼别人的处境中。我无法进行正常的交流,不,我总是把话讲过头。我仿佛是一个影子,把那个愚蠢的、龇牙咧嘴的身体留在危险中,成为夸夸其谈者的攻击目标。

我一向知道我做的不对,但总是陷于其中,无以自拔。我可能挺喜欢这种自怨自艾的感觉。

在治疗中我同样如此,但对你来说我的话有一部分是坦率的,因为它们并没有让你当场生气。譬如,我告诉你我喜欢来做治疗的原因是因为我发现了一家卖可口的黑白苏打和折价药品的小店。亚隆医生并不为他自己辩护,也并不认为听我这样哇啦哇啦讲一通浪费时间。我赤裸裸地暴露着自己,想看看我能有多么渺小。我没有什么计划,也没有自我保留,或我想保守的那个自我已经成了化石。在工作中我总是循规蹈矩、一丝不苟按别人吩咐我的那样做——不为自我动力负任何责任。治疗中,我可能等着你起头,而事实上我就是这样做的。

治疗一结束,我立刻想到一幅我想要给你的我自身的画面,一种象征性的姿态,所以我猜想我是想要取悦你,并让你喜欢我,因为那是一幅动人漂亮的画面。

我很高兴又谈到了意识这难以理清的东西,当我做爱时,那些混乱的声音总是对我群起而攻之,当我跟他解释的时候,我希望他能够意识到重要的已经不再是有没有性高潮,而在于我加在自己身上的困惑和厌恶,它们充斥了我的的身体。甚至当卡尔还在我身体里时，我通常再次兴奋起来，感觉到极大的愉悦，但那是份秘密的快乐——我不确定卡尔是否会准许或理解，他会困惑我为什么不能跟他同时达到高潮，为什么我会这般迟滞。他觉得一切不是最好的，事实上也是，不知为什么，我将自己局限于这不是最好的情况中去。

当我谈到"不协调"一词时，我想亚隆医生一定认为我是在开玩笑，但事实并非如此。我相信我自己所言，他并不知道我在客观上是多么想保持孩子气。他将永远无法说服我：那部分生活，性，并不重要。我无法将之驱逐出我的大脑，而将心思集中在餐桌上。虽然卡尔在很多事情上都表现出男教师的习惯，在床上时，他几乎都是自如而投入的。这样如果我不能将自己纯粹地、完全地给出去，不觉得自己是在假装去做个女人的话，那么无论我为他做过多少顿饭、提供了多少书本和话语都不再重要了。

我一直紧随着亚隆医生，直到他将话题从性转到了普通关系上。这个话题太宽泛了，我无法思考。但是这一星期我会试着去考虑的。如果有必要的话，我会预演，因为他势必会一次又一次地提及的。我猜想我的那些经过严格审核的话题没有给亚隆医生留有多少余地。我拒绝谈我父母可能对我有过的责备。每当他诱使我或者我诱使自己想说"那个丑陋的女人一直在我身后冷嘲热讽"，他说，"那些丑陋的女人会是些什么人呢？你曾经认识她们吗？"问题变得模糊起来，然后我们继续我们的话题。我们两个都变得透明起来。永远不要给精神科医生喘息的机会。

他总是在谈对别人要表现得确定而自信，但我觉得还是想想自己跟自己的确定更给我安全感。去控制自己的思想。（那样别人不会受到攻击，只有我自己对自己的攻击。）我知道亚隆医生不会赞同我将控制和整合自己的思想作为目标，并且与此同时还依旧吸着大麻。（我不剥夺他喝雪梨酒的权利。）当我吸大麻的时候，我那些枯竭的思想和话语带上了些真切的滋味和感受。经释放的思想本来就在那里了，只是变得格外轻松和生动，它们得以蔓延生长，变得真切而吸引人。它们是那煮着的汤里已经有的成分，为什么要忽视它们呢？

你看着我的时候，是看着一个无法改变的现象呢，还是你觉得我还能改变？我知道你会回答"是的，可以改变，但只是很小"。而我开始看到那也挺好的，因为正是那些小事抵消了我素有的好心情，可以让我烦恼困惑直到我死。

1月18日
金妮补充

我曾告诉你，我想给你看看我在困惑迷惘中写的文字。下面这些文字就是我最近写的。

我沿着车库后的小巷散步，小巷长满了草，安全而静谧。那里没有来来往往的车辆打破宁静，唯有近处小鸟的啼鸣和远处无心的雾角声*。路面倾斜而上，一丛丛的灌木掩住了砖石铺成的路面，还有绿色、黄色的草隐藏其间。我呢，也隐藏着，来这里寻求避难。从这里看沿海湾的那部分城市，看上去像是海浪倾覆的贝壳，浓雾吞噬了城市商业区的边角，只剩下一座白色的塔，如同孩子的玩具。直至黑夜降临。

来例假的前几天，我总是有点迷乱。可能这是工作和不工作之间的一种新的区别。（现在我失业了。）我敏捷、精力充沛地在房间里踱来踱去，但走了三遍后，我的精力就开始萎靡。今天我

---

* 雾角声是浓雾的信号。——译者注

至少可以连打两局网球，但却没有伴，而散步，这样的散步毫无目的。卡尔是个不可思议的人。我不知道是我的坏情绪将他变坏了呢，还是他原本的吝啬正显露出来。他可以在扑克牌上花15元，而当我要他跟我一起出去吃晚饭，并不用他付钱，只是陪陪我时，他的脸色就变得很难看。接着我对自己发火，在他失业的时候提出去吃饭是我的错。我太渴望悠闲的逃逸，不平衡地想通过消遣、缠着别人来填满我的生活，而我又总是手头拮据。

看到莱瑞（一个昔日的情人），又让人想起被爱的感觉，并回忆起自己美丽的一幕。我僵硬地站在他身边，朝着他笑，只允许自己小步走着，事后又马上重新回顾这一场景。我对他人怒火中烧，并任由这份愤怒像性兴奋一般升腾、憎恶与仇恨。我就这样翻来覆去地让自己入睡。我对上帝说着话，祈求他可以涤净我思想和灵魂中太多的怨恨与意象。我的行为则让我想起那些最糟的梦境。

这种动力和个人信念的缺乏，让我觉得自己是别人善行的受害者。因为我会想"你是多么好，多么慈悲，但为了这，这场电影，这顿晚餐，这番电话或是这套衣服，我却必须如蛇一般，将自己蜷缩起来并随时准备着一跃而起并狠狠地咬上一口。"

1月25日
亚隆医生

令人惊奇、愉快而不正式的1小时。我对事情怎么会有这种极端困惑的感觉，治疗开始前我还出乎寻常的心烦意乱。金妮来之前3小时，我跟另一个病人有一次极其令人不安的治疗，最终我做了一件我一直在避免做的事——我大发了一通脾气。这是极不负责，甚至是有破坏性的事情。病人从办公室里跑了出去。事后我感到歉疚，因为这个病人一直很抑郁，睡眠也不好，这格外的情绪纷扰只能是雪上加霜。当然我可以以很多不同的方式来将这件事情合理化：我生气可能对她有帮助，她的蔑视和愤怒可能让圣弗朗西斯都忍无可忍，治疗师也是人。但不管怎样，她离开后我开始发抖，并担心她可能会做些戏剧性的事，甚至可能企图自杀。

在这个病人与金妮之间的3小时里，我在跟精神科的住院医生们开会，结果就没有时间来反省发生的事，所以与金妮见面的时候，我就开始想这件事，在治疗开始时我精力很不集中。但见到金妮让我感到安慰，我设法将安——我的另一个病人忘了。我觉得金妮跟安太不一样了，金妮没有一点威胁性，对我的哪怕再小的给予她都感激不尽；这让我在见到她时感到很舒服。我如同在演洛森克拉兹与吉尔德斯登这幕剧*；台下还演着另一场戏，舞台两侧还有别的演员。我可以写一幕戏，安是主角，而金妮只有很少的戏份。这正是心理治疗师的最终最可怕的秘密——戏剧总是在另一个舞台上上演。

我写着这些时，已经是治疗后的第二天了，所以不能很清晰地记起事情发生的顺序。当我回顾这一小时时，我记得最牢的是我觉得金妮长大了，像个成人了，不再那样笑了，显得更丰满、更吸引人了。而且我将我的这些想法全告诉她。我鼓励她问我一些问题，好像这样做显得我们可以更成人般地在一起。她开门见山地问我出了什么事，我否认有什么事不对劲，但后来我告诉她我为了另一个病人感到很恼火。她的反应很特别。她几乎为我从来都不跟她生气而有点难受，我告诉她我确实跟她生不起气来。她接着谈了她这一个星期来的幻想，它们跟上一个星期如出一辙——制造一些可以令她跟人生气的场景。我确实觉得对她的愤怒的了解是有用的，我们对这恣意泛滥的幻想究竟有什么意义有了更清晰的理解。

---

* Rosencrantz 和 Guildenstern 为莎士比亚的《哈姆雷特》中的两个角色，深得哈姆雷特信赖，然而他们在背后效力于其叔父国王克劳狄斯，为他提供情报。——译者注

她很清楚地意识到自己的情感，意识到她自己小女孩一般的行为以及她不停的笑。今天，在整个一小时里，她几乎停止了那种笑，这让我对她有了完全不同的感觉。她说她长胖了许多，又自然地将这变成了毁坏性的东西，毫无理由地确信她会跟她母亲一样重，她继承了她母亲身上所有不好的特征而没有继承任何令人高兴的特征。这是金妮的典型的魔力想法。我只是让她知道我认为她的想法有多么的不理性，以及她如何将所有的因素都变成了消极的因素。我坚持实际上她看上去比以前好多了。值得一提的是，当她离开办公室时，一个进来跟我聊天的朋友称她为那个刚出去的"吸引人的女孩"。

她问的另一个问题是我是否能够假装年轻20岁。我告诉她我若那样做的话，一定会很窘迫。然后她半真半假地要我为她计划下一个星期的生活，告诉她应该做什么。我给了她几个建议：跟卡尔开诚布公地谈一谈，每天写作两小时，停止咧嘴笑。她的另一个话题则让我从一个很奇怪的角度来看她跟卡尔的关系。卡尔很抑郁，没有工作，金妮觉得他会因此怪罪于她，仿佛是她将他"拖下水的"。对我来说，卡尔更有可能会从完全相反的角度来看：譬如，既然现在他一切都不顺利，她是他唯一的拥有了。实际上有一些证据来支持我的这个看法，他近来对她比以前热情多了。治疗结束时，她想读我最近的治疗报告，我答应下个星期会将这些报告给她。今天的这次会面是跟金妮在一起的一段令人振作、松散自在的时光。

1月25日
金　妮

　　我没有什么特别的事情，不知道要讲些什么，所以我并不十分期待今天的治疗。我告诉你在治疗前，我觉得有点恍恍惚惚的，好像我坐在那里发了几小时的呆。但这样持续10分钟后，治疗就开始了。

　　亚隆医生的举止有点奇怪，他陷在他的椅子中，笑着，当我在讲话中停顿下来的时候，他用手掩着他的嘴。后来他承认感到很紧张，并告诉了我原因，我觉得很有趣。我很快地想象了那一幕，某个女孩子对他一次又一次地冷嘲热讽，他终于生气了。我想为什么这样的事情从未发生在我们之间呢？我的进展很慢，一切都好像是个循环。而且上帝啊，我是满是嘲讽的，但不是针对他而是针对我自己。他说很难发现我的愤怒（听上去是个好极了的句子）。换句话说，除非我像那个女孩子一样无休止地对他生气，否则他是无法跟我生气的。这个念头令人振奋，但我随即意识到我和治疗将我们之间可能的情境局限住——出于我的那么一点自大，我只被某些温柔的情绪、暗示和怪念头所打动。可能这正是我内心有那么一个大嗓门的泼妇的原因，我不得不为自己提供生活中所有坏的东西，承受真实生活中的所有重击。比起别人，我的情感连别人的十分之一都没有。我妒忌情感，妒忌那些从精神科医生的办公室里跑出来的，或被扔出去的女孩子们。

我不停地讲啊讲，不知道你听上去如何，因此我做好了最坏的猜测。我没有在挖掘新的情感。亚隆医生静静地坐着，但面部表情丰富，我想他一定为我沉闷单调的话感到头晕并努力寻找着新话题。我问他在想什么，他说我看上去好些了。这样他能比往常更好地响应我。如果他说我看上去糟透了，我说的话毫无意义，我也会很高兴地相信的。我没有判断。我问，我为什么看上去好些了，我一点都不知道。他说我看上去好些了因为"你更认真了。你的举止好像长了10岁，你更丰满了"。我刚告诉他自从上次治疗后我长了4.5公斤。他说了一句话，我希望能够引用它，但我想我可能记错了，好像是"你看上去好多了，更丰满了，更有女人味而且你不那么咧嘴笑了。"

直到事后我才允许自己有任何感性的反应或想法。我们一直谈着那个愤怒的女孩以及她如何得到了他愤怒的回应。我说，那样她至少得到了回应，他则说，是的，但我没必要那样回应你的。还有其他的方法。（停顿）某一部分的我被打动了，他的话语中的言外之意和赞美让我感到愉悦和兴奋。而另一部分的我则是嘲讽、滑稽，并不发出任何声音的，不必说"是啊，我的伙伴。他们都是这样说的"。它已经习惯于自己的玩笑了。

所有的这一切后来都有了好的效果，不知怎么地我的确觉得好了些，更认真了，觉得完整而愉快。当我缓慢地穿行在斯坦福的墓地时，我不同于往常那个天才而天真的姑娘了。我如一个女人般，吃着餐前小吃，从手里拿着的水晶杯中啜饮着，还有亚隆医生，他的妻子和其他的朋友，边说着话，边成熟起来。但这个世界看上去更明晰了，我精力集中，充满活力。标准时间正在逐渐地不准确了，下午5点15分的时候天光依旧大亮。我回到家的时候满是快乐和风趣。当卡尔触摸着我的腹部时，我妙语连珠。他说"你的精神科医生对你说了些什么？"（我正在室内昂首阔步地走动）我说他告诉我我是多么有女人味。"这就是他所讲的那些事"，他同样风趣地说道。

还有，治疗中的关键词——好策略，好时机。在坦诚、爱、直觉反应这些总体的大事情与可以达成的具体的治疗目标上总有一些冲突存在。我倾向于相信，这些重大的事情可能阻碍了我去做那些小事情、那些可以达成的事情，而最终否认了成功的可能。亚隆医生总是想告诉我所有的人都是隐藏着的。行，可能是吧，但并非所有人都是胆怯的。我胆怯于我的隐藏。亚隆医生试着让我对我的毫无意义的谈话感到舒服。

2月1日
亚隆医生

　　跟上周不一样的一次治疗。会谈中没有诱惑性的基调，我们轻松地成人式地做着我们的公事。她进来告诉我（惊奇中的惊奇）她上周过得很好。可是，她进一步考虑后，又开始用一种沮丧的语调开始讲话。她说的第一件事是她试着跟卡尔交谈，但没有成功。她接着描述这件事，看起来她确实想跟卡尔做次私人的交谈，但谈话的方式却很消极、很具批评性，以至于一切都进展得不如人意。她正在读他写的一篇短篇小说并评论说他说起话来总是摆出权威的样子，跟他书里刻画的人一样。他为自己辩护，要她举出些具体的例子来，并说她这样简直让他太难受、太震惊了。她得出结论，谈论这些都会令他如此不安，谈论其他更重要的事情更会让他心烦意乱了。但是，她谈到的这个星期里发生的其他的事情总体上都挺鼓舞人心的。她跟另一对朋友一起在一个旅游风景区度过了一个很好的周末。卡尔没有去，因为他想写点东西。

她回家时，他告诉她，没有她，他的生活是多么的空虚。很明显的，对我，对金妮来看，他们的关系突然转变了。她不再处于担心他随时宣告他要离开她的恐惧中了，那鞋穿到了另一只脚上了，很明显她处于优势，他对她的需要至少跟她对他的一样多。

她接着说现在唯一的障碍是她对黑夜与性的惧怕。起先我试图从合理的途径来工作，指出性生活是她生活中很小的一个方面，只有几分钟，至多一两个小时。她格外勇敢地维护她的立场，反驳说我的看法非常容易误导人，所有的大众杂志都不会同意我的看法的。她聪明地反击我。 那么，我就更加严肃地对跟卡尔在床上发生的一切进行探讨吧（我对金妮也格外地认真了）。虽然我们曾就此谈过很多次，但这一次我比以前更明白了。跟她以前的男朋友在一起时，她没有夜间的性恐惧，因为他会用手抚慰她。跟卡尔，在开始的时候一切都很好，很自然。她不需要他抚慰她。但后来她开始紧张起来，仿佛想要抓住什么，一个恶性循环就开始了：紧张妨碍了她的自发性，她害怕并谴责自己的缺乏自发性，结果导致了更多的紧张。跟卡尔一起的首要问题是，她一直害怕开口要求卡尔帮助她，不知怎么的，她觉得他会反对做这样的事，会认为这是个失败或可鄙的出路。她解释这两个男人之间的区别，说第一个男朋友是个犹太人，而犹太教的男孩子们由于跟他们母亲之间的特别的冲突，对性很敏感也很有冲突，所以都急着想要取悦女孩子。对此种解释我不知道说什么好。她让我陷入对我母亲的思考中去了。

我从思考中回转来，要她好好探究她的忧惧；她究竟怕什么呢？很显然卡尔不会做任何伤害她的事，究竟是什么阻碍了她接近他呢？她于是描述了夜间的事情。他们手牵手上床，各自躺下，她很害怕跟他说任何话。如果她说什么，那就是要卡尔唤她的名字、看着她或抱紧她。我试着劝她对卡尔主动些，用手臂搂住他，亲吻他或告诉他她有点害怕，要他抱她。正是这些举动让她觉得特别害怕。然后她半开玩笑半认真地冒出一句话，当我外出的两个星期里，她不会做任何诸如此类的事情的。我忘了我要离开一段时间。从金妮所说的一切来看，我觉得她有点害怕这将是治疗的最后一步了。我问她，如果她能够跟卡尔亲密地交谈，我们之间会发生些什么呢？我们还有什么可谈的呢？我也半开玩笑半当真地说，我觉得这是非常相关的。她宁愿留在治疗中也不愿好起来将我放弃。她沉思了一会儿，说她将会成为像她朋友伊芙那样。假如她能够走过这一步，那么她不得不开始面对外部的世界，她将不得不对世界砸上几拳，找一份职业并寻求自己在生活中的位置。金妮的回答让我惊讶，因为这意味着她开始认真地考虑这些事情了。我从来没像现在这般强烈地感觉到她确确实实地改变了。她突然进步得很快。

而这一切都紧随着上一周"丰满"的治疗。我突然记起我在伦敦时发生的一件事情。不知为何，在跟 R 博士的分析中，我记得最牢的是，当时他淡然地说，我是个很聪明的人。这句话比他给我的任何高深的智慧和见识都更能打动我。我猜金妮的情况可能也一样，在我跟她做的所有工作中，她记得最牢的是我说她丰满和有吸引力的那一天！她跟前次治疗中我冲着叫嚷的病人刚好相反。安打电话来说至少目前，她不想继续治疗了。我觉得我真的让她太失望了，但又为可以有一段时间不用见她而如释重负。对金妮，我则会因为下个星期见不到她而想她。我即刻想到了一年前我的一个同事读了我写的有关金妮的报告后的反应。他的第一个评论是："我想你可能有点爱上了金妮。"

2月1日

金 妮

很难写这个报告。我们谈到我努力想跟卡尔交谈，但事与愿违，我反而觉得更紧张了。所有的角色都颠倒了。我总是想象他强大，不可动摇，并以此为借口来掩盖我自身的弱小。而现在既然我们处境相当，他跟我一样神经质，我依旧没能坦然地跟他交流，依旧感到焦虑和压力。可能卡尔的焦虑看上去是对他现在没有工作的自然反应，而我的焦虑则是与生俱来的。对这个世界，以及在做事情上，卡尔是个健康的人。你责备我说——填字游戏、赛马和赌博算健康吗？我觉得它们是健康的，它们将生活变成一场游戏，让我努力去战胜无聊。唯有卡尔躯体上的一些久久不愈的不适表明他正跟什么东西处于交战状态。我几乎从没有躯体上的不适，我不得不在他的康复中多次扮演一个尽职的护士。他的病，无论是源于心理上还是躯体上，都会妨碍我们的生活，给我们所有的计划投上一道阴影。

从昨日的会面中我得到的最深的感觉是我不能或不愿意想我的未来。我无法回答你的问题，也从不问我自己任何问题。

　　你告诉我要着眼于生活的小事情。我会试试的。

　　但治疗昏昏沉沉的，让我觉得脆弱和迷糊。（可能这跟日复一日地排队领取失业保险金更相关。）

　　我很恼火告诉了你我朋友一边吸大麻一边开车的事。这件事让我内心痛苦，我觉得自己是个肮脏的背叛者。我本以为这对于你来说是有趣的，但你否认了。每当这样的事情发生时，我就会觉得我们之间有着巨大的代沟，你就变得像个家长了。再说这只是顺便提及的事，以便来结束毫无出路的交谈。

　　我头脑中有一个没有方向、无所事事的人的形象。我就是这样子的。我宿命般地不想谈性。我昨日说得太多了，我都有点烦了。文字是个错误的载体，一用文字，这个话题就被压抑缩小了，似乎关照到了但实际又没有。不管我们的联想和我们投入的一些好东西，它只是变成了黑白的色情话题。我和卡尔确实有一些畅快的交谈，事实上我们彼此很投入，说了些好玩的话，并实实在在地笑着，很幸福。但紧接着，光灭了，在我们傍晚松散的谈话和晚间的做爱之间没有一座桥梁，没有光亮，我觉得我们完全就是陌生人，而卡尔并不想要我。

　　你说我好像离一种真正的开端近了一些，这让我觉得很欣慰。

我希冀着这个星期能得到你上个星期那样的反应，你知道什么是漂亮和丰满，而当我没有得到时，我有点沮丧，好像我的胸部一下子又平了下去。

2月21日
亚隆医生

真正的浪费时间！我跟金妮度过的最尴尬、最紧张、最死气沉沉的一小时之一。之前我外出了一个星期，而她取消了上周五的会面。她开始说这两个星期过得不算坏，实际上她有几天觉得过得好极了。她不知道这几天时间是如何开始又如何结束的，但她知道在这段时间里，那种自我疏离的意识消失了，她可以比较轻松地写作和生活。但今天上午她很早就醒了，感觉极坏。她整天觉得焦虑、挫败、困惑、分神。她觉得无法让自己振作起来，车上的人都盯着她看，她看上去懒散得很。不知为什么，虽然她讲了这一系列的事情，我还是觉得无法跟她工作。我顺其自然地谈她的早醒，谈她整日的坏情绪，想搞清这是否跟她来见我有关系，但没得到什么信息。事实上，她提供的信息实在太少了，我认为这本身可以成为最值得探讨的话题。

我将我不在时金妮过得很好跟她取消了周五的治疗（她可以

来但有点不方便）联系起来。今天她明显很烦躁。我问她是否她其实不想来。自此事情变得越发的坏了。在治疗结束时，我得知她误会我以为我并不想见到她。我想让她投入治疗的努力都成了徒劳，我便努力让她面对为什么来治疗这个问题。她究竟想要自己有什么变化呢？没有比提这样的问题更能引发焦虑的了。当我在治疗中拖拖沓沓的时候，我在巴尔的摩的分析师，一个娇小的老太太，总是用这个问题给我猛然一击。金妮回答说在几个星期里，她可以给我一篇250字的文章，来告诉我她为什么来这里。很明显，金妮不是很友好，我们之间比起以往显得紧张，不那么温暖。她说当我取下眼镜看着她的时候，我的脸跟车上很多人的脸看上去差不多。我费力地想搞明白她究竟想要做什么，是否我不再是那个亚隆医生，也不再像是个朋友了呢？以前她将我看成是一个特殊的朋友，并没有将我跟她其他的朋友区分开来。

她态度的变化好像跟我上次会面时的一个建议有关，若她真觉得她的主要问题在于性高潮的缺乏，那么她应该考虑一些特别的催眠治疗或马斯特斯和约翰逊的性治疗。当我再次提出该建议时，她有点吃惊地意识到她根本就没有考虑这个建议，而将之忘记了，所以她可能对通过治疗来改变并不感兴趣。

她提到她不想有一个性治疗师，因为这意味着必须跟别的人重新开始。她不想跟我做性治疗，因为对付这些东西会令人很窘迫（虽然我们总是在对付它）。她说在性方面，一切都跟几年前一样，她觉得在这一方面她没有任何进展，她为没有在治疗中好好工作感到难过。我提议说她一定对我很失望，因为我应该帮助她的，但她否认了。

我有些暗讽地指出，今天早上她觉得焦虑可能是她在来见我前必须得有一个症状。她承认她可能是故意想惹我生气。她知道像她这样子说一小时话，任何人都会对她生气的。可是这还是不太有说服力。我不知道这一小时究竟怎么了，我们还是没有进展。事情愈发的糟糕了。她说了些空洞的话，决心要为了我好好地过这一周，并在下次治疗时提供一些有趣的资料。事情螺旋式地继续变坏，我觉得格外的无能和泄气。

好了，有关这次郁闷的治疗就写这么多了。金妮确信这是她带到治疗室里的，因为她一整天都无法集中精神。可能是这样吧。但我在整个一小时里也很分神，并情不自禁地想到两小时前跟此类似的治疗，所以我至少对这个低效的治疗负有部分的责任。

最后我将过去的6个报告交给了金妮，我们俩会在下次见面前阅读这些报告。

2月21日
金　妮

　　我毫无自律，在我写上次治疗的报告前，先读了部分你的报告。这将给我沉重的报告添加些色彩。

　　当我回想起这次治疗的时候，我对我们两个都有点恼怒。我很生气因为你花了那么长时间试图进入到我那毫无生气的焦虑情绪中。你自然地想通过多个选择来找出症结：我是由于我们有两周没见了才焦虑吗？或者是我的妹妹？卡尔？我任你恣意联想。结果呢，我的这种心绪只是我罕见的感冒的前奏，如果卖药的人早点告诉我的话，我们就不必在这话题上纠缠不清了。

　　我进来时已经是垂头丧气的样子，你就谈到治疗毫无进展。你问我是否将这当成是治疗。我想都没想就说了"不"。我还提议我会写250个字来谈我的治疗目标。你比一般的朋友要多一点吗，而如果我将你当作朋友，那我们又能怎样呢？

　　那晚我只读了几篇记录，这就足以将我变成铅块了。我感觉

263

沉重地上了床。真有意思，从你那些报告中，我感到一丝危险，那种一切都将被暴露的危险。而我的这部分报告中，则每件事情都带着点快乐与神秘，没有什么直白的叙述。这一周当中，我读着报告，觉得有关我的一切都很苍白。我觉得惭愧。上个星期我有点责备你想终止治疗。你说这是我将我的话强加给你，但我读着这些报告时，很显然的，你觉得无聊，抑郁，觉得被我的静滞不动困住了。

我无法在这上面集中心思太久。我想起交友小组的组长M. J.。他那时正在对一个女孩子说话，那个女孩子的生活比我的要悲惨得多。她戏剧性地将之表现得淋漓尽致，所有的人都能体验她的那份悲哀，并深深地同情她的遭际。M. J. 说你已经度过了20个悲惨的年头，而你眼前还有另外20年等着你。他请她跳舞，并想让她笑，但她紧抓着那神圣的悲哀和旧习惯不放。他像青蛙一样围着她跳，邀请她没有痛苦没有记忆地去舞蹈。不知怎么地，她突然明白了她在做什么，一丝自发的微笑展露在她脸上，从那以后，她的生活真正地改变了。她将它改变了。我依旧是一块还没有吸足哀怜的海绵。他们告诉我我在一个洞里，永远都出不来。我只是坐在那里，就跟坐在你办公室里一样。没有什么合适的笑话。你跟随着我的步子，我们一起艰难地行进着。如果我带一副牌来的话，那将会很有趣，当我们没有进展的时候，我们至少可以以游戏来结束治疗。

我机械地说这个星期我会改变，逼我自己改变，但我没有，可我还是觉得自己更有活力了。

有关性治疗。在过去的两周里，我想这该有多好，但在治疗中我不敢鼓足勇气来问你究竟是什么意思，以及该怎样做。所以我像是个只顾玩耍的孩子。你的建议有点像是让一个3岁的孩子去看性治疗。

当我想集中精神的时候，我内心里总是出现一些意象，这些意象误导着我。我没有回答你的问题，而是看着你的脸并跟那个留着胡子很吸引人的人比较。你坐在那椅子里看上去像是兄弟会的男孩或很舒适地边饮啤酒边读着书的人，我很容易就开始走题了。如果我可以大胆地幻想的话，一定有什么事情发生了，但没有，我只是在很多的态度和感情面前举棋不定。这样在你我面前就什么都没有，就好像当我看到你的袜子时，我觉得自己像是一个木偶。我可以像猫一样四爪着地并开始啃啮你穿反了的袜子，这些轻佻的想法每隔几秒钟就掠过我的大脑。

Final Spring

2月29日
亚隆医生

　　这一周中，金妮和我读着各自的报告。虽然今天我留了不少时间来读它们，但一些不可避免的事情（譬如从别处来的客人）限制了我的时间，我只得匆匆瞥一眼，尤其是我自己的报告，所以当我进入治疗时我觉得有些不舒服。这令人格外的遗憾，因为金妮特别仔细地读了这些报告。跟上次阅读不同，这次她反复读了几遍，还可以引用当中的一些字句。

　　对我来说，这是令人感动的高强度的一小时，我想金妮也一样。她在治疗中做的显然也是她在跟卡尔的关系中做的，她从情感的真实舞台上离开了。直到我逼着她，她一直回避着对我的积极或消极的感觉。消极的感觉先浮上来，这源于我将她早先的报告给精神科的社会工作者麦德琳·格日尔看过，而她认识卡尔。我当然急着跟金妮解释，麦德琳已经有一年多没读过这些报告了，同时我自己也无法想象在得知麦德琳认识卡尔后还会让麦德琳读这些报告。显然金妮对我极不信任，她有权利对我在工作中擅自将她的"案例资料"跟另一个同事分享生气。如果这样的事情发生在我身上，我也会极其愤怒的，但她只表达了轻微的愤怒。她说她很抱歉告诉我她的朋友（一个社会学研究生）每个早晨都吸大麻，因为有可能我会因此对他反感。

她对治疗中出现的交替现象感到吃惊，似乎在一次好的治疗后，她不可避免地会让我失望。她也注意到我们两个对治疗的看法存在着差异，她觉得一些很好的治疗我却觉得不怎么满意。她还很伤感地发现我比她实际知道的还要更失望和抑郁。我想知道她是否也注意到我写的那些好事情，她承认，我的有些话让她很高兴。渐渐地我们的话题完全转移到了我的一些积极的记录上去了，她提出我在报告中比她暴露得更多——她是指我的一个同事曾说我大概有点爱上金妮了。她小心地进入话题，想知道这个分析师是谁，并说我有坦诚的勇气。但她回避了这件事的核心——"爱"这个字。当我问及她对此的反应时，她显得有点激动，她曾经觉得自己毫无价值，但现在为了我她要真正地作出改变。我们谈到她在家读这些报告的情形，她一听到卡尔的脚步声，就赶紧将这些报告扔进抽屉里。跟几个月前一样，我觉察到这听起来有点像小说里的女主角，一听到她丈夫走近的声音，就赶紧将情书藏起来。

这些报告的治疗性应用还在于她对发表这些文字的感觉。她提到这个话题，但没有直接问我是否想出版它们。我直截了当地问她为什么不问我，她努力地想讲出她的问题，我告诉她若没有她的允许我自然不会出版这些报告的。她接着谈到她想象在我的办公室里，把这些报告浇上汽油烧了它们，但她补充说这倒不是怕暴露自己，她更怕会伤害卡尔。她还说我写得比上一批报告好多了。她还问我是否在认真考虑为治疗订一个时间限制，这样的话，她可以打起精神来做几个月高强度的治疗。我告诉她我还不很清楚，但将时间定在6月底挺合理的，因为我在夏天里要离开3个月。她绕过结束治疗这个问题，而问我会去哪儿，我们也从未能搞清楚她对4个月后结束治疗有什么感觉。我猜测，她的含糊和我的矛盾心理背着我们俩结成了伙伴。

她提到的最后一件事是她在等候室里看到了一本运动杂志，上面有我的名字，她问我是否读这本杂志，而卡尔是读的。我告诉她我对运动挺感兴趣的，但这杂志更多的属于我儿子。她能这样直接地当面问我问题，我还是很高兴。事实上，我又一次在今天的治疗中觉得金妮是个成熟的女人。那龇牙咧嘴的笑消失了，她不像从前那样窘迫了，而且我们之间的互动很好。她谈到所有那些小问题如何消失，她已经过了那个汽油费的时期，也过了为扑克牌发脾气的阶段，过了做不好饭菜和清理桌子的时期。现在更大的问题是她的生活、她的权利和她跟卡尔的未来。实际上，今天在乘车来的路上，她破天荒第一次想象她将跟卡尔生活在不同的房子里，只在约会的时候见面。有趣的事情还有，我对她需要想象别人对她不公平因而她可以发火这一解释很管用，她能很好地抑制这种想象，她很久没有这种想象了。

一次很好很尽力的治疗，结束时我觉得很轻松。因为实事求是地来说，她所读到的我的报告中很少隐瞒什么。我对她和对所有别的人都一样坦诚。

2月29日
金　妮

　　无论如何，我都不想要一个跟上次一样的治疗了。我暗自地准备自己，让自己平静而热切。我是通过在前一晚不看电视而阅读你的报告来开始准备的。这次阅读不像第一次那样让我情绪激动。我还摘录了一些打动我的话。我知道我们会提到麦德琳的。我试图记起上次当我读到你将报告给她看时我的那种烧灼般的感觉。我还将你为我写的报告放丢了。原来我将它们藏在了我放衬裤的抽屉里了。而那里还塞满了其他的东西。这些报告被挤到了另一个抽屉——卡尔放衬裤的抽屉里去了。你的报告就这样从我的衬裤移到了他的衬裤那儿。今天我在他的抽屉里发现了它们。托马斯·哈代闻之一定会暗笑的。

　　治疗开始得迟了点，因为我等着被叫到而没有主动地去敲你的门。我自觉比平日里穿着得更好些。这让我有点不自然，怕你会认为我是在迎合你，好在你并没有提及而让它过去了。我想先问问你有关这些报告的事情，但你赢了，我们两个都注意到了好治疗与坏治疗的钟摆效应。你告诉我你对我在治疗和写作中的保守感到失望，而我无法回答你，因为我只有能说会道的肌肉，我所知道的就是使用它们。第一层面。是你我之间所存在的差异，因为若没有眼泪或情感，我就会有抵触，无法深入。我觉着这一切都是为谈话而设置的。我们两个坐在皮质的椅子里，舒适，如朋友，在这样的治疗氛围中，我很难找到我的恐慌。我不习惯将我的话埋藏得很深，它们大多都是浮于表面的能量和即兴创作。我对是否能通过交谈和回答问题找到突破感到绝望。

我们后来提到麦德琳。你又一次为我对你的不信任失望，但这对我毫无意义，我无法为引发了你的消极情绪负责，想到那会伤害你。所以当你说我一定不信任你时，那些话如水一般从我身后滑过。它并没有改变我对你的感觉。在我的不信任里没有厌恶。那是已经过去了的事情。我觉得沮丧，因为我并没有不信任你。

即使我能在治疗中看着你，一切还是无济于事，因为我没有任何新的东西可说。

我们谈到将治疗限定在4个月后，当你去欧洲的时候结束。这是多么遥远，它并没有吓着我。我同时觉得紧张和放松，我好像不能强迫自己将这4个月变成最集中、最重要的4个月，将我所有的零星事情都处理好。我看到自己抽噎着走出去。

你解释有关你同事的事时，我们提到了爱这个话题，我意识到我离那有多远，而这些话让我又回来了，又一次感到柔弱。我用情感让自己兴奋了一会儿，随之又打住了。

3月7日
亚隆医生

令人好奇的一小时。它始于沙漠中枯燥的跋涉——那景致荒芜虚空，但却散发着奇怪而令人愉快的气息。最终，沿途的景致消失了，但香气依存，我们则感到亲近投入。她开头的话有点矛盾。首先，她在几分钟前从楼梯走上来到我办公室的路上时，觉得非常恶心，因而呕吐了一次。其次，她这一星期过得相当不错。我尽最大的努力想找出恶心的原因，但一次又一次地进入死胡同，直到我累了，并完全接受那个可笑的解释，可能源于她在帕拉阿图一个美容店里接受的免费脸部按摩。我很尽职地问她究竟为什么要在来见我的路上接受了平生第一次脸部按摩（不想做傻瓜，但我想，会不会是为了我呢？），她巧妙地否认了我未及启口的问题，告诉我说她其实早就想利用优惠价来做脸部按摩和美容了。我试图找出她对在夏天停止治疗的感想，但一直到后来才又回到这个话题上，而这正是很多资料的关键。

很多抵抗，但又是微弱的。金妮告诉我她觉得多么的温暖和愉快，她不焦虑，但就是没有什么可谈的。卡尔有了一份非全日的工作。她和卡尔之间的一切确确实实地有了好转。她还轻描淡写地说他们之间的性生活也好了许多，并且拥有更多触及心灵的亲密交谈。当我的病人这样做的时候，我感到震惊，他们好像忘了我们月复一月的工作，一直到现在这样，好像出于一时的兴致，决定让我知道他们的进步。

　　接着她问，她是否还可以接着来4个月，哪怕她继续无话可说。我逼着她谈对6月份结束治疗的感想，并强调"只剩下4个月了"。她否认有任何强烈的情感，想象在将来给我写信会是多么有趣的事情，她还纵容自己想象她成了一个名女人回来的时候约请我的场景。这个幻想中有着很多的情感，她的眼睛里满是泪水。我要她继续沉浸到她的眼泪中，她的眼泪仿佛在问："你会抽空来看她吗？"她说那个约请我的想象让她充满了愉悦。那真的会发生吗？我问她："世界上有什么事情会阻止她呢？"从对我的记录的阅读和对我的了解，她应该能猜到我的回答会是怎样的。是的，她意识到了。

　　我们又谈了一会儿她的写作。她说已经有4个星期，她文思枯竭，什么都写不出，但同时她也并不想念写作，因为她的日程已经够满的了。只有当她觉得没有重要的事情可做，在浪费时间的时候，她才会想到写作。她跟卡尔之间一切都很好，她觉得她的生活愉快而充实。我有点怀疑我是否太在意写作了，以至她觉得写作是我的事情而不是她的事情。可能她不写是为了防止我高兴，但我忽视了我内在的那个声音，以一个好莱坞童星家长的口吻建议我们看一看她的日程安排，并要求她明天早晨花两个小时在写作上。金妮看上去挺能接受这个建议的。治疗结束时，她问了一个问题，她问得出乎寻常地直截了当。如果每周她看我不止一次，那会是怎样的呢？可能两次治疗之间的间隔太长了（她的前一个治疗师曾说如果不能每周见三次，那么就不值得一见）。这让我清楚地看到完全停止治疗对她将会是多么强烈的一个建议。她并不让她自己相信她真的要停止治疗了，而是想象等我夏日里度完假回来，她还会见到我的。其实我也是这样想的，因为我也无法想象将来再也见不到她了。

3月7日

金　妮

很难写出任何跟我们治疗中谈及的有所不同的事情了。

治疗中的重要部分是谈论我的感受而非我的那些散漫的想法。我在某一时间里觉得安全踏实。但当我想到要离开你时，我就觉得很难过。但我也想过现在就停止治疗，只有当我有新东西可讲的时候再来看你。我不知道我为什么会那样说。与此同时，我还想着如果我是每周见你两次，情形又会怎样。我一直是用这两种办法来打破和削弱我对治疗的抵触的。就好像你知道如果你不采取行动，你的丈夫迟早要离开你的那样。

有一次你问我是否想继续谈论某一个话题：我的恶心。你一定从我的阅读中了解到有时候我会责备你继续那些毫无希望的话题。

我做了脸部按摩是因为在我去你办公室的路上顺便去了趟梅西百货公司。那里的香水、眼线笔和唇膏都让我觉得有点微微的不舒服和拖沓。

　　在我告诉你这些事情——那个一把抓住我的男孩子、做美容的女子、发型，跟我真正感受这些事情之间有着很大的不同。好像我在那里，但有一个翻译，每次只翻译所说的三分之一。当他不翻译时，我可以轻松地站在那里（虽然我装得很紧张）。可能我觉得在治疗结束后事情会变得更加的严重。我可以自虐般地保持平静，淹没在我自己的不幸和幻想中。而现在我被治疗宠坏了，我有你的安抚，哪怕我常常在这里感觉绝望，让你觉得无聊得直打哈欠，我照旧觉得活力和幸福，靠近你，让你成为我的听众，亚隆爸爸。一直到要写报告了，我才迫使自己重新朝内心凝视，并感受那消极的预感。但我为什么一会儿感觉想滔滔不绝地说话，一会儿又觉得一切都那么不真实呢？

3月15日
亚隆医生

治疗开始时，金妮安慰我说昨天她花了些时间在写作上，但很快就又收回她的"奉献"，她告诉我说那只是一些毫无激情的文字片段。够了！这些无耻的移情、反移情、小步舞，都足够了。这是最后一个舞曲了。她能成为那个我一直想要她成为的作家。我再也不能是那个通过女儿而生活的母亲了。所以我将一切都摆在我们眼前。"你为什么要用你写作的天赋来逗弄我呢？"（我为什么允许自己被逗弄呢？）你为什么不在平日写作而总是要在见我前一天写呢？（我为什么那么想要你写？）你现在仅仅是在为我写作吗？（为什么不？我说得很清楚那样会让我高兴！）她没有回答，但并不碍事，因为我同时也是在对自己说话。

她又不经意地提到两件显然是很积极的事情。譬如，卡尔对她很生气并告诉她再也不想跟她一起出去吃饭了，因为那简直就是浪费钱（而就在当天，他赌输了25美元）。显然金妮坚持了自己的立场，告诉他她喜欢出去吃饭。如果她不能做她喜欢的事，她上班挣钱又有什么意思呢？然后她离开家出去遛狗。当她回来时，她想象卡尔已经彻底地离开了她，但让她（但没让我）颇为惊讶的是情形恰好相反，他很焦虑，甚至有点歉意。她好像为此搞糊涂了，我告诉她她越是能够反对他，她越会被当作是一个独立的人来尊重。我说"没有人喜欢一个优柔寡断的人"，这是我今天的精神科格言。我们两个都乐了。另一件事是有关他们的性生活的。一个傍晚，金妮感到很兴奋，她将自己穿得很性感，但卡尔那晚对性没兴趣，这让金妮难受得半夜醒过来。她告诉卡尔她的烦恼，卡尔很认真地跟她谈论了一番。

她看上去全神贯注，找着话题来交谈，我终于对她说她看上去真的好多了，这一次她不得不同意我的说法。毫无疑问，她对自己感觉越来越舒服。她说她对治疗必须是这样进展的感到失望——她曾经一直期望会有一些有声有色的奇迹般的突破。虽然她的生活开始变得更让人满意了，却依旧缺乏"神秘"。别人都有秘密的生活，他们欺骗、私通或者冒险，他们戏剧性地生活，而她的生活没有相应的激情，甚至没有选择，在她做的每件事情中都只有一种选择。我试图逻辑性地跟她辩论。显然，在她所做的几乎每件事情中，她都有选择。她只是觉得自己没有选择而已，但那并没有太大的用处。

她随后谈到她母亲对她的失望。在她母亲眼中，她没有职业，没有婚姻，没有孩子，总之她方方面面都是个零。针对婚姻和孩子这个话题，我又一次唠叨着要她考虑她是否想结婚生儿育女，如果想，她又该怎样做呢？如果她确信卡尔永远都不可能给她这些，她还想跟他继续吗？虽然我们还剩下几分钟，但她提起她的包起身离开了。显然我逼得她太紧了，我还是责怪她没有跟卡尔分享她对未来的一些期望，因为她希望跟他分享未来。她从未认真地跟他提到过她想要孩子，也从未逼迫他结婚。可能我这样期待她能跟他面质婚姻和孩子有点不明智、不现实。可能她在做的更合理，节奏更合适。可是她毕竟已经27岁了，她的生育期已经过了一半了。我想我还是应该不断地问及这些问题，以激发起她的一些焦虑。我们等着看下个星期会怎样。

我问她今天是否有什么想问我的，以帮助她继续坚持她的权利。她问我觉得这次治疗进行得如何，我告诉她我觉得一切都很温馨舒适，而她一直在寻找话题。她一听便将我的话当作了责备并说下个星期她一定更努力地找出可以一起工作的事情来。她提及治疗结束的话题，说昨日她觉得很低落（我们通常在周二见面，但由于我有个会议要开，这次改在了周三）。她想知道我不见她之后，是否会在她的生活中留下一个很大的空白。

3月15日

金 妮

治疗越是温和，报告越是难写。大部分时间里，我都在享受我们正在说的话——我在那个星期里，对卡尔所说和所做的事情。在还差几分钟下午5点，我正准备离开的时候，你多给了我们几分钟时间。当你将发生在我身上的事情从另一种角度来看的时候，我只是默认着，同时觉得所有好东西都丧失殆尽了。譬如，对搬家没什么可说，感觉没有自由，没有一个隐秘的自己，我写的东西很无聊等。我低估自己。我夸大坏的事情。

当我回到家中，我意识到我给了你攻击我母亲的武器（她写到我的信照亮了她有点残破的生活）。 我还说我和卡尔很无聊（"真是前所未有"，你说），我好像是在背叛我的人际关系。我恨治疗中的这些好人和坏人。他们就是这样充斥着我的头脑。愚蠢的是我也喜爱书信，信可以照亮我的生命，卡尔和我确实无聊，你和我也一样。为什么不能就事论事，而不用总把事情归为好与

282

坏呢?

下面是我想要取得进展的一个单子:

职业

婚姻

孩子

虽然这个单子源自于我自己的头脑,但你将之归咎于我的家庭。我的母亲从未提过这些东西。当我用"母亲"这个词的时候,更多的是指某个来自外部的对我的评判,但这是不公平的,是我在扮演母亲,冗长的日复一日的生活。当然鸟儿长到27岁的时候,家里总是希望一个变两个,或两个变三个。

总之,这所有的一切似乎都发生在最后5分钟里,我的锚又一次陷入了泥沼。

但昨天还是很好的一天,治疗并没有削弱什么,我一直很享受直到我回到家。

4月4日

亚隆医生

　　我有两个星期没见金妮了。第一个星期我外出了,第二个星期金妮因为工作而取消了。她进来时晚了几分钟,看到我坐在椅子里,胆怯地问我她是否该在外面等。后来她告诉我她觉得自己是多么地失望和软弱,因为她其实更喜欢冲进治疗室,并饱含热情说"见到你真高兴"之类的话。那天她打了两次电话,但没有找到我,而我的秘书不确定我是否在等她;所以她跳上公车来见我时并不知道我会在那里。我猜想在路上,她一定感到很多的愤怒,接着又为这愤怒感到内疚,以至当她刚走进治疗室时有点害怕见到我。

　　但她很快就开始谈她跟卡尔的关系。他们的关系正经历着一些混乱。卡尔在跟他的好朋友斯蒂夫的剧烈争吵后,好像突然变了个人。斯蒂夫听上去像是一个具有威胁性的人,很会评判人,他对卡尔说了些很刻薄的话,他们剧烈地争吵了一番,卡尔气愤难当地跑了出去，以消解他的怒气。他决定忍受，回来的时候以调解的口吻跟斯蒂夫说话，但斯蒂夫并不买账，变本加厉地羞辱他。斯蒂夫离开后，卡尔受不了了，哭了一会儿，并变得更愿意检视他的感觉了。他跟一个朋友讲了会儿话，这个朋友建议他和金妮参加一个在柏克莱的交友小组。令金妮吃惊的是，卡尔颇为这个建议所动。对金妮，卡尔变得更坦诚了，他对她充满爱、柔情和善意，并能够说些他从未说过的话。譬如，他告诉她以前有些时间他非常地恨她，渐渐地，原本未经探索过的关系基础变得可以探讨了。金妮鼓励卡尔这样做，但不知何故，她并不像往常那样说得多，至少她是这样告诉我的。

虽然有这么些好消息，但今天的治疗还是缺乏能量。她看上去有些紧张，有一点退缩，似乎有点为她自己没能更亲近感到沮丧，而我想不出任何法子来让治疗更有生气一些。在压抑她的感情上我有着部分的责任。我想，我身上有某种东西，不允许别人表达纯粹的喜悦和激情。

上个月她一直在工作和写作，有一个星期过得很好，两个星期过得还可以，另一个星期则很可怕，她脸颊上的一个肿块把一切都变得一团糟，她开始想象她得了癌症，直到一个医生确认那是良性的。

有一瞬间，她问我是否觉得她很绝望。我告诉她我根本不是这样想的，虽然我没有完全说实话，因为我正在为我们之间的毫无生气感到不舒服，有点担心。她说她觉得绝望，因为有那么多的好事情发生着，而她却未能如她所希望的那样去响应它们。渐渐地，不屈不挠地，变化之轮转动着，有时候我不知道我是如何在这中间发挥作用的，但金妮就这样一点一点，慢慢地变着，慢慢地演化和成长着。虽然我是从一个不完全可靠的叙述者那里听到的，但她和卡尔的关系显然更加深厚并变得更有意义了。

她随后说她希望能够永远像在 M. J. 的交友小组里那样，可以很自然地扮演一个兴高采烈的角色。我同意在假日的航行中自然很容易扮演一个角色，但她很快就明白我的贬低之意。她跟我一样意识到在交友小组里的角色扮演绝对无法延伸到真实的生活中，除了头几天奇迹般的有些真实的感觉外，她并不为跟其他人的关系所动。

有一些我不知如何回应的移情材料出现。当我起身去取我的烟斗的时候，她充满诱惑的问，"你会给女士吸上一口吗？"后来她提到她的一个朋友从德国写信来，抱怨那里的官僚体制和生活。这好像跟我们关系中的距离有关，可能她希望我今年夏天不要去欧洲，但她看上去并不急于回答我的提问。

总而言之，这次治疗对我来说有点失望，因为我们一直疏远着，没有很投入，但同时我感到高兴，因为她告诉了我治疗室外她的一些好的变化。

4月4日

金 妮

我推迟了写这个报告，隔了大约6天时间来看这次治疗。治疗开始时，我觉得你看上去有点不一样，你有点生气或不友好。这次治疗距上次已经有三个星期了，但这次你没有多谈这些。

我准备好来接受你给我的委屈，想着你可能并不在那里等我。整个下午，我用我的黑白苏打来点缀我点点滴滴的幻想。由于治疗的日期推迟了，我纵容自己不怎么灵光的大脑秘密地想着你不在那里的种种可能。在车上，我开始读西尔维雅·帕拉诗的《*The Bell Jar*》[*]。这本书让我感动。我想象着书中女主人的苦难，十分愿意跟她一样承受这份痛苦。我更多地投入在她这个角色中，而非我自己。

我不记得究竟发生了什么，只记得在治疗结束时，跟以前一样，我觉得背叛了那些我亲近的人。

我跟你讲了我上个星期的事情，特别是周末时，发生在卡尔和斯蒂夫之间那场令人吃惊的、给人启发的争吵。可是又一次，

---

[*] Sylvia Plath，美国20世纪40年代的女诗人，自杀而亡。——译者注

我相信除了在脑子里想着那些念头外，我永远无法带着情感地将之发泄出来，也无法表达我对这些事情的反应。如果我有任何想提及的变化，那么正是上个星期，事情终于开始有了动静。但我没有能完全地体验它，而是顾虑重重地想着那些问题并表现得好像所有发生的一切都已经过去了。你坚持说既然诚实和痛苦之门已经（被卡尔）打开，一切就很难退回到我们原先的生存状态中去了。现在正是跟卡尔交谈的好时机，而不仅仅是倾听，这确实是个好建议——但你总是问："那么你想告诉他什么呢？"这常常将我难住。我有那么多的缺陷和弱点，我无法不在交谈中提及它们，这样想着，我便跟平常一样无法回答你的问题。我觉得为了卡尔，我必须做出很大的改变，但现在，我必须为他做的是陪伴他、倾听他。我敬佩他感受情绪的方式，我想他还在想着更大的事情，譬如他的家庭或者其他早先的背景，这些都非常扭曲地深埋在他的心中。如果我坚持要谈我们的关系，那就显得太情绪化，太自私了；而且我想他的思考自然会引向我们两个的关系的。这次争执打开了我们的关系，并让我看到卡尔身上一些新的、我曾经猜测到的东西。

　　我还提到我脸上的一个包块（包块听上去比肿块要显得好一些）。这个包块既破坏了我最好的时光，也帮了我，压抑了我，成了凹面镜*。我在你面前显得有点疑病，总是欲言又止。哪怕我倾倒出我最坏的担忧，也是有帮助的。你略微安慰了我，说不用为脸太过担忧的。

---

* 凹面镜意指双重的压抑。——译者注

4月11日
亚隆医生

今天金妮为治疗开了个不同寻常的头。她为我朗读了她在等我时写的一些文字。那些文字描述了那一天里她的情感，在她购物的一小时里穿过她头脑的想法，金妮运用了很多非常巧妙的比喻，写得极其动人。

听她为我读她的文字，我感到极大的愉悦，并再次确信她相当有才华。然而我还有另一种感觉，那就是一切都显得那么"空洞"，我困惑，她是否能写一些更具说服力、更庞大的主题呢？瞧，我又来了，这叫"将我的计划强加给金妮"，只从一部作品主题的深度来判断作品。前几个月，我埋首读海德格尔，就因为他总是围绕一切事情最基本的主题——存在的意义，但这是一次极具自我惩罚性的探索。因为他的语言和思考都很晦涩难懂，令人痛苦不堪。我为什么要期待别人也去面对同样沉重的主题呢？

金妮为我读这些，除了跟我分享外，还有别的原因。在她的叙述中，提及正在申请工作，而这有可能迫使她提前结束治疗。她同时也提到卡尔正在认真地考虑着要开始治疗。真是太有讽刺意味了，他正琢磨着打电话给麦德琳·格日尔——这世界上读过一些金妮的报告的人。了解到她有着无法跟卡尔分享的秘密，我觉得让麦德琳治疗卡尔将是挺尴尬的。当我将我的担心告诉金妮的时候，她觉得是她妨碍了卡尔的治疗。这显然有点夸大了，因为世界上有那么多人，他为什么非找麦德琳不可呢？更荒唐的是，麦德琳在帕拉阿图，而旧金山有上百的好治疗师。

今天金妮看上去很愉快，穿着一件吸引人的上衣配一条长裙。我还注意到我们的椅子被打扫卫生的人放得很近。坐在她边上，我觉得很舒适，而昨日看一个男病人，也这般坐，我则觉得颇不舒服，将椅子移开了些。她又谈了她脸上的肿块。这次我起身去摸了一下，看看究竟是怎么回事。由于她的医生说有些生长物，我开始有点警觉，会不会是鼻窦肿瘤。但看上去并没什么，可能是泪腺发炎。自然，金妮有点反应过度了，并想象着肿瘤将会蚕食掉她的脸。

她显然情绪很高。虽然卡尔和她依旧有着低潮期，但他们之间的一切越来越好了。我试图让她明白一个事实，那就是自从她改变了什么是"可以谈论"的有关规矩后，她跟他之间一切都很好，这应该给了她一些力量。而当事情不如人意时，她应该有权利说："事情不如前两天那么好，让我们谈谈吧。"我告诉她我很困惑，究竟是什么阻碍了她对卡尔这样说，不只是"纯粹的恐惧"。我就这样跟金妮说着些调皮聪明的话，并能为让金妮笑起来而高兴。

我们谈到卡尔准备接受心理治疗，谈到她对此事的感想，而她则要从这里毕业了。她为卡尔到现在才开始治疗感到愤怒，可能有点担心他会因此对她提出诸多要求。她甚至想象他此刻正站在门外，所以她要轻声轻气地说话。我问她那么他可能听到什么呢？她说，"如果他听见我刚才说到我是静止无法改变的，那么我想一切都完了。"这里金妮又一次表达了她对这份关系的危险感，好像你想托付的那个人若无意中听到一句话就足以导致关系的彻底结束。当我如此向她指出的时候，她显然看到了她的话的可笑，但她似乎还不是很肯定。

我们谈到了卡尔接受治疗的一个可能结果，那就是治疗师会帮助他看到金妮的所有不好的东西，就如我在治疗中对他颇为苛刻的申斥。想到这些，我同意可能金妮是对的。显然我们一直集中在卡尔的负性特征上，因为这些恰是金妮为我描述的问题，而我从未问及卡尔身上积极的东西。今天当我问她的时候，她列举了一些。她进一步指出，她一直觉得我实际上是要她跟卡尔分手的。这么说来，长久以来，实际上好多个月来，她以坚持跟卡尔在一起来对抗着我。这一点对我很重要，我仔细地反省了，将此事想了很久。我诚意地相信，并告诉她，我从未明确地要她跟卡尔分手，但希望她能够努力使这段关系变得比前更好。（我可能又附带地解释到，虽然我没有跟她说，如果他们继续像现在这样相处，那么如果她哪一天跟卡尔提出分手的话，我不会感到不安，因为她成长了很多，她可能已经能够发展别的、更深的关系了。）我要她试着看到我催着她离开卡尔跟我试着让她意识到她有权离开卡尔之间的区别。一旦她意识到在这份关系中，不仅仅卡尔，她自己也有权决定是离开还是留下，她就无需再无助地生活在卡尔那锋利可怕的剑刃下，只要说错一句话或做错一件事，那把剑就会落下将纽带彻底斩断。

最后一个主题是反复出现的一个，而我不知道该如何处理。她指出她是多么的缺少情感。她挺想进入治疗室的时候用生动的口吻说卡尔真的要开始治疗了以及你能相信吗，她不停地指责自己在我面前很少表露情感。我该怎么办呢？我想，从某种意义上来说，她的惋惜是有道理的，因为在我面前她依旧格外的温和柔顺。她从不发脾气，通常还带着点孩子气。但另一方面，我确实挺喜欢金妮这样的，如果她做其他的事，那么一定是在做角色扮演。依旧有很多情感在我们之间传递着，我不得不认为她对自己的评判太严厉、太不公平了。我不断地对她说："如果你用另一种方式来说话，又将意味着什么呢？对我来说这仅仅意味着你在扮演别的角色。"她坚持说她对自己这样子不满意，她还不够自主。她甚至用提及她在交友小组中不够自主的失败来惩罚自己。我试图让她认识到跟现实生活中发生的变化相比，跟她与卡尔以及跟我这几个月来的相处相比，那简直太微不足道了。一切都是循环着的，因为我们已经无数次地谈到这一点了。她还谈到她的一个

292

朋友带着一岁半的孩子来看她，那个孩子坚持要金妮一遍又一遍地重复一些事情，这让金妮很震惊。她觉得在治疗中也是如此。她喜欢反复地说些事情，也喜欢我反复地做些事情。（心理治疗与循环治疗。）

最后，我试图再次让她接受我们必须在两个月里结束治疗这个事实。她从未完全地接受这个事实；她有关给我写长信的幻想，只是对结束治疗以及结束我们作为"我们"这一关系的否认。我想在接下来的治疗中，我必须多花点时间来谈她对治疗的感觉、她对我的积极感觉，以及在她的关系中跟卡尔有点纠结在一起的事情，有时候我被用来激发卡尔的妒忌。她令我吃惊地建议说我或许可以看他们两个人一两次。我想我会那样做的——这可能是有助于治疗结束的一个建设性的方法。

　　我觉得上个星期当我告诉你卡尔也需要帮助的时候，你着实吃了一惊。我开始对你为何如此坚定地反对卡尔来看麦德琳起了点疑心。"这太远了……她又不是唯一的治疗师……"，仿佛只有我才可以是那个敏感的女主角，那是错的——因为现在我是稳定的，是卡尔正受着精神上的伤痛，需要帮助。我也感到歉疚，因为卡尔唯一信任的人——麦德琳，从某种意义上来说被损坏了。虽然我有点害怕，我还是很想让卡尔接受治疗。我觉得如果我们两个都在治疗中的话，我们的生活将不至于那么苍白。我希望卡尔会挑战我而非蔑视我。

　　我们谈到我的变化——我不停地提及这个老的自我，这一定令你失望。当我们谈到我有些什么改变时，我想，我为什么不能幸福，为什么我一定要"抓着稻草"回到过去，后来我又谈到交友小组来表示我是如何失败的。你喜欢有关我和卡尔的讨论——

你没有试图将我们拆开，只是想让我认识到如果我愿意，我有离开的自由，我有选择，而不仅仅只是对他的所作所为做出反射。我也很喜欢我自己的讨论。我觉得如此受限制，我需要自由，不再像我这样——能够拥有秘密，不需要回音箱就能充满热情，不再总是自言自语。

　　我读了我的日记以期打动你，赢得你的喜爱，并且显示什么是我轻而易举、高高兴兴就可以做到的。它只占用了我5分钟逛商店的时间。

奇怪的有点像轻歌舞剧的一小时。非常奇怪，非常令人困惑。金妮进来兴高采烈地说她想为我读一读她写的一个讽刺剧。然后她念给我听她在上星期中写的有关我们上次治疗的轻松幽默的诗文。那简直是狂欢。当她读着的时候，我就大笑起来。但它充满了对我的性感觉，充满了她想取悦于我的需要，她想要我向她学习的需要。我问她借这个讽刺文来帮助我们接下来的分析对我是否公平。她对待我的问题颇为轻佻躲闪。我们多次用到轻佻这个词，确实这当中有着轻佻的、挑逗的意味。有一次她说她想为我翻跟斗，或在我的书桌上跳踢踏舞。我从没见她这般兴奋过。

事实上，有很多好事情发生在她身上——在接下来的4个月里，她得到了一份非全时的、报酬不错的研究工作，她将跟孩子工作；她去了一个医疗诊所做了全身检查，结果一切都正常（她脸颊上的肿块没有什么大碍）；她的写作进展顺利，总的来说，她生活中的一切都不错。

但也有一些沉重的方面——卡尔变得越来越压抑了。他在她面前也很退缩，有时候会哭上一阵，情绪低落的时候他不愿意跟任何人说话。他正慢慢地考虑进入治疗的种种可能性。另一件事情则是她的父母心情不好，因为她妹妹的一种严重的疾病复发了。

所以从某种意义上来说她的轻佻与欣快是不纯粹的。我的预感是她承认"我应该内疚"这样一些想法，但是这些都不能影响她享受"别人都在受苦而我却对一切都感到满意"这个事实。有一次，她将自己跟越过水面的水甲虫相比，而其他人，像她的父母、妹妹和卡尔则像是漆水斑驳的漂在水面上的锡罐，或者干脆就是在水面下的受污染的鱼。我很清楚地看出正在发生的一切，但我选择不提供阐释。我觉得要引发她的内疚太容易了，而这会引发一场抑郁的爆发。当别人感觉不好的时候，对自己感觉良好实在是正常不过了。我想她和卡尔正在玩着跷跷板，他们不可能同时都觉得很高。卡尔依旧跟她争吵，挑剔她，但现在她不再将他的批评看得太严重了；从这一方面来讲，她得到了她一直想要的——她的抑郁是他不离开她的保障。她幸福满溢：下班回家，她打开收音机，觉得充满活力，跟朋友会面，写很多很有趣的信。我担心很快她就要低落下来，很可能会在这次见面后陷入抑郁。但从长远来看，我觉得很显然她有着向上的趋势。

这一小时里，我很难知道该做什么；去分析她的笑会导致它的消解。我试图探索她在讽刺文里表露出来的对我的性感觉。没用。她一掠而过,说那只是些幻想,每当她开始写作的时候,她就随着自己走,写的东西并不一定有什么意义。她写这个幽默讽刺的诗文只是想表现她的感情和她自己。接着她承认确实对我有过一些令人愉快的幻想——如果她在社交场合见到我,她就想用她的手臂挽着我走路,感觉跟我很亲近。

我们又谈到卡尔以及她能帮他做些什么。我温和地试图帮助她意识到这可能会是她对卡尔格外有帮助的时候。对卡尔更坦白和直接,甚至谈一些她的负面的感想,以及表达关爱是最好的办法。我想着药物成瘾病人做小组治疗时的色那能游戏[*],严厉的抨击通常被称为"冷酷的爱"。她能够理解这个,因为她的一个朋友正如此对待她的丈夫。

甚至在性上,事情也开始流畅起来了。一天早晨,她告诉卡尔她几乎就要达到高潮了,如果他能够抚摸她的话就一定能达到。他淡然地说,"我无法读你的思想,你为什么不告诉我呢?"我试图强调她已经迈出了这最困难的第一步,将来她会发觉能够更容易地告诉卡尔她想要什么,或更好地,能够将他的手引导到她想要它去的地方。因为她认为谈这些会使整件事情都失败,所以干脆不跟我谈这些了,我也就打住了。接近一小时结束时,我觉得不太舒服,不知道该怎样帮助她。我的感情很复杂。我很高兴看

---

[*] Synanon Game,1958年创立于加州的帮助药物成瘾患者康复的小组,鼓励小组成员讲真话。——译者注

到她幸福，感觉好，尤其是我觉得这些都有着很牢固的基础，但我还是预感到很快这一切就会倾覆，因为对金妮来说，建立在别人不幸基础上的好感觉将是很短暂的。让我们拭目以待。

金妮的讽刺剧
不合时宜的人

我想到写一个有关这次治疗的讽刺剧。那将是有关我总是跟你提及的那个假想的我的。

滔滔不绝的金发女郎出场，上气不接下气地急着说话，言语杂乱，就像是刚煮好的咖啡。医生深吸一口气，等待着探险。眼中闪着魔鬼般的光。女孩子让医生看脸上的包块。它是那样的小，医生碰触了它——碰触了女孩子的脸、脖子、毛发。女孩站起来，弓起背，惊天动地地叫喊着，解释说她正进入她的第二次性高潮，说着很多如何在鸡尾酒酒吧里跟医生亲昵，共度快乐时光的幻想。医生想要用提问和阐释来打断，但女孩子就是不停地泄漏着秘密。治疗中当爱和恨同时穿过她的大脑时，她的脸从女性的红润（使用了伊莉莎白·雅顿化妆品）变成惨白。当她讲完她的男朋友变得如此可爱，他如何想坦诚相向，想和她买一个按摩室（用以减税），而她又是如何配不上这一切之后，她终于松弛下来轻轻地哭了起来。医生说她比上个星期更丰满了。她将治疗报告交给他——5页，单行——记录了每一个姿态、每声呜咽、每个念想和梦。

当她离开的时候，她觉得放松，年轻，强于1000次的面部按摩。她能一跃就越过所有的琐碎之事。这个星期她将不再为那厨房的地板所困，她的桌子也不会像圣·文森特·德·保罗的那样零乱。她所有的沉默都是纯洁的。她将在这世界上前行。

医生将她抱到门口。他想回家，回到他的那琐细庸碌的生活，但他不敢。要写的太多了。他的记忆被点燃了。他从这女孩子身上学到了那么多，太多了。

她走过斯坦福的墓地，春天的阳光从每一棵树间斜斜地照在她身上。她觉得跟仙人掌和棕榈树融成了一体。

一上车，她的强有力的脸使得车上所有从第三世界来旅游的人躲开了。车走了，将所有的少数民族都给我们留了下来。她坐了一整排椅子，睡着了。她的梦，像录音机，回放着医生的声音和触摸。当汽车快速离开的时候，她在头脑里发誓要将她所有的书都奉献给"我的医生"。她吟唱着："献给医生Y.，给了我哭泣的自由，飞翔的热情，以及10个不去死的理由"，这样人们就不会误认为书是给她的手足病医生或妇科医生了。

合时宜女士上

4月19日
金　妮

　　我想昨日我们就像是两个朋友碰面，不过只有我在谈我的问题。我真的很高兴，而如果那不是治疗的话，我会更放松。我喜欢你听我那个片段时笑的模样。当然随后你想知道以此来作为治疗的证据或激励是否对你公平，而我打断了你想要做的事情。我所写的是比实际生活更大的讽刺文，经由它，我同时暴露了自己，也保护了自己。我充满嘲讽，那是我最容易做到的样子。直到后来我坐在回家的车上时，我想我可能让你失望了，我用它来挑逗你，然后又停止了讨论。

　　在治疗中，我想发散一点能量，想着卡尔并觉得内疚。但这一切都不是情绪化的。可能因为我并没有真正觉得内疚，我甚至欢迎正在发生的事情，并借此来帮助我们。

　　有一部分的我觉得这次治疗很肤浅，但在笑着放松着的那部分却感受到极大的享受。

　　若不是你提醒，昨日我绝不会想到自己是个热情洋溢的人，但接近治疗结束时，我变得有点疲惫不堪了。我太懒于为一件事情挣扎，去寻找一条笔直的路并一直走下去。相反地我屈服于旧毯子的舒适，并将自己埋藏其中。

4月23日
亚隆医生

我度过的最无聊的一小时。每分钟都无限地延伸着。突然好像我们之间绝对没有任何可谈的东西了。就好像金妮回顾了我们去年一整年的会谈，挑出每一次会谈中最无聊的那部分，将它们卷成一个大的球并在我的办公室里拍了一小时。昨晚我睡得不好，所以我感觉不太好，我老想着这是不是我造成的，但我不觉得是这样。今天我做了很多事情，而且我处理别的事情都没什么问题。她就是没提及任何可以供我们讨论的事情，而我也找不到任何可以帮她说话的办法。事实上，她进来时就直截了当地说她不知道有什么要说的，她想过但放弃了，最后决定不作任何计划。我建议我们看一看日历，并制定我们的日程，结果我们发现还剩下8次治疗。她想得到保证，她可以在秋天里见我一次，回顾一下她的夏天，她还想当我在欧洲时给我写信，并开玩笑地问是否可以用6月份的面谈换9月份的呢。我告诉她我很乐意在9月见她，但只是回顾一下夏天。我试着让她明白6月将是"结束"。

随后她说卡尔已经开始治疗了，而这似乎有所帮助。她想着她不该为卡尔得到的所有关注而妒忌；可能她应该制造一些能够令人信服的抱怨。从那以后，一切都很空洞。每当她提到什么事情而我想就此谈论的时候，那里就什么都没有了。上次治疗中她感觉到的幸福持续了几天。她知道剩下的时间应该做些有用的事情。她的朋友告诉她可以跟她的父母和解。好的，我就试着想搞清"和解"究竟意味着什么。她什么都不知道。我意识到越是逼她，越是什么都得不到。她有一个同时去几个交友小组的朋友正在"了解他是谁"。我试图跟她探索，但她认识到交友小组中体会到的"兴奋"对她并没有长久的效用。她谈到对卡尔的一些侮辱不作应答——平淡乏味的材料。她谈到她觉得应该在生活中更多地行动，抓住机会，坐得更端直些……我实在不知道再说些什么了，于是我试着对她所有的"应该"质问，想知道这些是否实际上来自她母亲的声音。

我想听到她说一切都很好，好让我觉得安慰。根据我最好的判断，确实一切都很好，好到她必须很努力才能将自己表现得依旧像个病人。现在只剩下几个小问题，譬如她还无法在任何场合反对卡尔，也还有几个令人不安的梦，其中一个有着同性恋主题。但我从来没有在梦上花太多时间，因为金妮总是躲在它们后面，我试图找到她，远远谈不上去理解她。在治疗的这个阶段，我可以明白她的梦所表达的是什么了：一个恳求我进入永无止境的治疗的罗若莱*。我只是蒙上了我的耳朵并告诉她她会一直抱有这种梦想的——这只是人性而已。我不知道究竟要她谈什么。可能我们真的结束了，我任它拖得太久了。无论如何，这次治疗后她一定会有一次真正的低落。我离开的时候已经嗅到了不太好的气味。我觉得我什么都没做，什么都没帮她，我尝试的所有事情都是三心二意、敷衍了事，因为其实我早就知道我并不能给她太多帮助。

---

* Lorelei，德国传说中一女妖，出没于莱茵河岩石上，以其美貌与歌声诱惑船夫触礁沉没。——译者注

4月23日

金　妮

　　这次治疗被当天夜晚搞得很混乱。黑夜榨干了治疗所有的趣味。第二天早晨醒来时，我恨着你。我在治疗中的那样子——轻松快活的，多愁善感的，不知道内心揣着多少事，却要让你去找出来；没有任何新的东西可以提及，默认，说"是的，我幸福，是的，我很伤感"，只是不带情感地说着一些轶闻，一种木偶状态。

　　而到了晚间，我所有的恐惧倾泻而出。卡尔问我为什么对他那么胆怯，怕跟他说话，而既然我这般害怕，跟他在一起这么长时间有多难？这些正是我一遍一遍问自己的话，但你说我是在无端地责备自己。在过去几个月的治疗中，我意识到我身上这种同样的死气沉沉的品质。因为在治疗中，若不先在我的头脑里过一遍的话，我就无法对他说出任何话来，而我的头脑充满了被囚禁着的声音和嘲弄。治疗中当我萎靡不振时，你问我，"你在想什么？"然后我抬起头来，我笑了笑，说一些事情。这难道是进步吗? 你应该在我头上踩一脚或者将我赶出去的。我宁愿为你而受苦，宁愿在你身上尝试我的痛苦，因为我并不跟你分享所有的情感、家具或者食物。我宁可将这一切当作是一次考验来勇敢面对，等到了夜晚我就必须沉没。第一次沉默、批评、卡尔的需要以及那极度的恐惧之爆发，我觉得像是一个下沉的锚，将我死死地拴了8个小时。我没法睡觉，想着我命运中最悲惨的角落，哪怕事情还在进行中或有人向我提问时，我依旧纵容自己想入非非。我憎恨所有一切能够让我在白天生存下去的救赎。我跟那些为了大学入学考试作准备的夜晚、那些总有考试的日子里最坏的金妮携起手来。

我拖拖拉拉地写着这些，因为这跟你或者治疗没有任何关系，或者说应该是针对我的。你只是一个同谋，分享了我们那短暂的滔滔不绝的一小时。

我忘了在治疗中我们谈了什么。我问你该如何改变我，这只是为了填补空白的时间。你说我应该更确定维护自己的权利。哦，是啊，你说要我想一些错误的事情是多么的难。真是天大的笑话。

5月3日
亚隆医生

一次好一次坏。金妮说得对，治疗总是令人吃惊地交替着，有时很有意思，有时又挺无聊。这是次很特别的治疗，治疗中我觉得很忙（我做着我应该做的事；我在工作着，因为我可以咬住一些东西不放），同时又因金妮而感到绝望。我无可避免地想到可能什么都不曾改变，可能她跟往常一样陷于窘境。可能行为主义者是对的，我只需对付她的行为，给她如何改变、如何行动的一些指令。那种一切太沉重了的感觉一直持续了15～20分钟，但渐渐地事情变得明晰起来了。

今天治疗中的一个至关重要的事件发生在我们上次见面后的当晚。那天晚上，当金妮和卡尔在床上时，他问，"金妮，你为什么怕我？"显然她将这件事处理得糟糕透了。她无法回答他，他不停地逼问她，最终她觉得自己像是个彻底的失败者，事情变得越来越糟了。我对此有很多想法，并跟她分享了我大部分的想法。首先我说这正是一个等待很久的邀请。她一直为无法真正交谈而伤感，她总是揣着她的感情和担忧，因为卡尔希望那样。而这次他终于发出了一个毫不含糊的、进行口头交流的邀请。我试着跟她做角色扮演，给她一些她可能会作出的回答。我试图帮助她找出她真正害怕什么。这种让她感觉麻木和缄默的恐惧究竟是什么。她答道她怕他会离开她；但由于他对她所做的每一件小事都很挑剔，她又很怕看到他。在角色扮演中，我几乎强化了她讲的每一句话。因为开口总比缄默好，总比难以琢磨或是影子来得好。我总是想象在他面前，她常常就是这样的。可能我对她太严厉了。但我一直试着让她看到她有那么多卡尔想听的事情可以说，但恐怕我说这些的时候显得不够支持她。我问她是否想继续角色扮演，还是谈谈她为什么怕我，因为后者比较接近现实生活。她说她更想做后者，所以我问她为什么怕我；是否因为我有时候为她缺乏改变或者她如上个星期那样而对她感到厌倦了的缘故？上个星期治疗后是否觉得会有什么坏事情将发生，我会为她对什么都不认真而惩罚她？我承认，有时候，譬如上个星期，我感到厌恶，但那并不是我整体的感觉。

接着我谈了可能是正确的解释：不断地在卡尔面前失败，她试图将我留住在她那边。她拒绝成长，拒绝改变，则是对我们近在眼前的结束的反应。她笑着说，"我知道你会这样说的。"但我们无法继续深入下去。我们也考虑到是否她想赶走卡尔。我给了她一些具体的指令，帮助她当卡尔批评她的时候她如何应对。他为什么总对她这般挑剔呢？我问她当卡尔抱怨她洗碗的方法不对时，她该说什么呢？她说，有时候，她想说，"去你妈的！"我告诉她如果我是卡尔的话，比起什么反应都得不到，倒宁愿听她这么说的。这样又一次，在无休无止的循环治疗中，我对金妮讲了鼓舞士气的话，并将戴着拳击手套的金妮送回到了拳击场。她让我觉得她实在很无助。

我建议她认真考虑一下，是否将卡尔带来。她表示如果他愿意的话，很有可能她会的。那将是很吸引人的一小时！

5月3日

金 妮

这次治疗对我很有帮助，你扮演了更加主动的角色。我告诉了你有关卡尔问我为什么怕他这个大大的失败之后，我们作了角色扮演。当卡尔问我的时候，我就僵住了，无论我想到什么，我都说不出来。我好像受了遥控，忙着将自己侵蚀掉，没有时间做任何有帮助的事情。

奇迹般的，这一次当你问我为什么害怕时，那些话居然允许我触及它们。我知道我必须停止在内心唠叨不停，而头脑里出现一瞬间的空白，接着一些更好的东西就抓住了我。你给了我信心，让我知道我对卡尔说的任何话都可以是一个回答，只要我说出来，而不是将它埋葬。

我不知道你会认为我临时赶凑出那个失败，以表示我对你和治疗的需要。但当我仔细一想，它看上去正像是你想的那样。这一次我想你错了。我有一个不把话讲清楚的坏习惯，不知所云的

311

坏习惯。这整个治疗的时间就好像是一次让人晕头转向的弯路，我是那个想找到正确之路的人。我无法回答卡尔，我通常不回答你。我感觉好了一些。我不愿意自己遭到突然袭击。如果我跟你更成功的话，那么我跟卡尔也会更成功；反之亦然。我常常失败并非是我想要保留住那场僵局。

当你告诉我你对上次治疗的感觉——那就是，它是"厌恶的"——这对我有很大的影响，倒不是在当时（当时我觉得这挺好玩的）。但从那以后，我一直想着它（"厌恶"这个词让我感觉很坏）。我只想着我自己。我自己想着别人是怎么想的，真该问问你的反应而不只是想象它们。我知道现在你想说："问吧"。

我将你置于我那一串一串的问题之中，为了减少对此的内疚，我幻想在今年夏天为了你记日记。它要比报告写得好，然后为了将它在秋天交给你，我可以至少见你一次。但幻想变质了，我想着如何在谈论别人的时候苛责他们。这样一想，我就很高兴我不用写了。

我不记得究竟是谁建议将卡尔带来的，大概是你吧，真是慷慨的提议。当时我就觉得这是个很好的主意。当你想到我曾经对此是多么害怕时，昨天你就该知道给了我多大的鼓励。然后你针对我最大的担心开了句玩笑——一次强迫性的治疗，由你来问卡尔他是否想跟我结婚。V（我的前一个治疗师）跟我的父母和我有过一次很有趣的治疗，我一言不发，像是一个小仙女以及她墙上的画。当然别人知道我在那里，因激动而满脸通红，为将我夹在中间的双方喝彩。

回到家时我想我只剩下4次治疗了。我不能忍受去浪费一次，分享一次，再次去扮演一个纯洁无瑕的天真姑娘，而实际上我已经过了那个阶段了。如果卡尔来的话，我想要一次非常好的治疗。

我觉得自己是个殉道者，牺牲了一次治疗，因为这是件正确的事情，但我还是梦想我们三个人会一起度过一段很好的时光。

Every

Day Gets
a Little Closer

5月10日
亚隆医生

走进这个世界。今天一些很不寻常的事情发生了。金妮带卡尔来了。昨晚睡得很少，我一整天都觉得累，所以有点昏昏沉沉地慢悠悠走到等候室里去叫金妮来我办公室。突然我看到坐在她身边的那个男子，我马上意识到这一定是卡尔。上次治疗结束时，我很认真地建议她将卡尔带来，但由于以前她从未接受过类似的提议，我未曾料到她竟然真的有勇气发出邀请，而卡尔竟然也会接受。以前，每次我们想到这一招，金妮从不认为卡尔会愿意考虑这个提议。无论如何，他就在那里。我的疲惫和困乏快速地消失了，结果整个一小时我都兴致盎然。事实上，这是我很久很久以来最有趣的一次治疗了。

卡尔跟我所预期的如此不同。带着相当的确信，我想象他是个黑头发的、态度生硬、蓄着浓浓的胡子的人，很封闭，对我满是挑战或敌意。相反，他是个愉快开放、自如、礼貌——一个留

316

着长长的直发显得格外英俊的金发碧眼的男人。金妮穿着得体，当我看到这两个极端吸引人的人在一起时我感到极大的快乐，不管他们要说些什么，显然他们彼此怀着温柔的情谊。在治疗中有几次，我感到出于妒忌的痛苦，因为我一直认为金妮是我的，突然我感到这是多么扭曲的错觉呀。比起我，她更多的是卡尔的。他整天跟她生活在一起，晚上跟她睡觉，而我一周只拥有她一个小时，但这些想法一掠而过。我对卡尔很感兴趣，而治疗中基本上都是他在讲话。治疗开始时，我正喝着咖啡，而卡尔很自信地问我是否也能来一杯。我意识到我疏忽了没有问他是否也要，便领他到咖啡室，在那里，他很沉着地给自己冲了一杯咖啡。

治疗开始时，我建议考虑一下他们之间存在的问题，并且很快就进入正题。卡尔坦诚地谈到他对金妮的一些缺点感到烦恼——洗得一团糟的盘碟、不可口的饭菜等。他希望她能把家事做好。金妮反驳说，今天的厨房就一尘不染——随之卡尔提出了更高的要求——她应该能够应付实际生活的问题。渐渐地，我开始清楚地领会到金妮一直说的，但我没能完全理解的事情："做个跟你自己不同的人。要不一样。事实上，你该做个跟我一样的人。"我等待着机会，最终将我的想法尽量多地暗示给卡尔。由于金妮和我已经一起度过了那么多时间，我想象卡尔一定会觉得自己是个局外人，所以我说得很温和，以免他觉得我是在攻击他。然而，他非常容易地就接受了我的解释。后来，我们得出结论，他不仅仅对金妮有着很清楚的理想，他能很明晰地将之描述，同时他对自己也有着很强的理想，当他在她身上发现了他身上也有的他所不喜欢的特质时，他就会有很强烈的反应。他不喜欢她的温顺和被动，当然他也很讨厌他自己身上的这些迹象。

今天我很为金妮感到骄傲。她一直在维护自己，回应着卡尔，她甚至还提及了他离开她这件事，但她说得很快以致差点被忽略过去。由于接近治疗结束，我有点不情愿地接这个重要的话题。金妮表示她有多么怕他，而他承认他可能是故意让她害怕。他的思路很快；很容易就理解为了对金妮的要求他也要付出代价的——她会压制他所期望见到的那部分自我。我认为这对卡尔是个很重要的领悟——我相信他不仅听进去了，而且还理解了。

卡尔不是一个封闭的、老是防御自己的人，我想象他能够在治疗中工作得很好。显然他在认同方面有着一些严重问题，他永不停止地想成为他父母期待中的那个人。他有很多治疗要做，但他有着足够的自我力量。

我对金妮下一次的报告很好奇，因为我想知道，这次会面在她对我的移情方面意味着什么，对我和卡尔面对面又有什么感想。不知怎么地，我一直低估了卡尔，从不欣赏他，从不明白金妮会有这么好的事情等着她，同样地，我也看到在很多方面金妮对于卡尔来说是多么的有吸引力。

治疗结束时，我问他们在别的时间里是否也能像现在这样自由地交谈，以确认我对这次会面极具建设性的感觉。（我是否能停止对赞扬的需求呢？）当然，他们说不，现在他们能更自由地交谈了。我问金妮，从此以后是否可以保留这种新的可能，那就是如果她觉得卡尔压制了她，她是否能够告诉他，这样我就可以将治疗中的所得推广到将来。她说她能的。

你在等候室的一角准备迎接我时，因看到卡尔而吃惊的样子真好玩。

自然我没有想过会发生些什么，要发生的事情总会发生的。我为你们两个感到骄傲。而我的沉默有时显得像是对我自己的控诉，所以我一直在急促不清地说着些什么。

我学到了很多。有一瞬间我好像理解了我对卡尔的行为。我未曾想到过卡尔会对我如此的不满意。治疗中我很分心，反复地想着我的气愤。 我看到自己被买菜做饭打扫卫生所包围或者为没有打扫而责怪自己，而别人却对我这份全职的消遣绝无感激之意。当然我知道在治疗中我会夸大，会倾向于把话说过头，而且卡尔也会因为有一个听众而将事情夸大。

你不断地强调卡尔对我全盘的责备是多么的单方面的事。我的所有反应都是针对他曾经说过我的话上面了。而他所有的目标都是他自己的，而我的呢，则是我们的。

我从未想过卡尔可能压制了我，但那可能是真的。你提议说我故意留着一个脏的玻璃杯，以打击他的要害，我觉得这是不对的。当然，我总是因为做事情半途而废，不能完成而惹恼别人。我逃离，虽然不是故意的。我只呼吸一半，从不完全地将气呼出。

治疗后，我们为能够谈及那些而感到有活力。当我们细述所谈的内容时，我的那份快活被一些可怕的暗流所抓住了。卡尔觉得我如此害怕他会离开我将他困住了，我会崩溃。他希望我能有自己的生活。他觉得这正是我身上最为可鄙的弱点。他希望我能够得到自己的生活并且说出真正想说的话——这样他可以不怕离开我了。

情势发生了变化。我一直觉得我是在保护你免受卡尔的伤害，但他觉得你棒极了，很智慧。当他表示希望他还能再去时，我惊呆了。他觉得我不想带他去是我的软弱之处。

我真的很喜欢这次治疗，很感激。你好像是我真正的朋友。

5月10日
卡　尔

　　虽然我刚开始小组治疗，我的神经质可能在那里得到了一些缓解，但我还是不知道等着我的将是什么。我依旧觉得好像在进入一些新的领域，我看不到，也不曾见到过，可能现在我正出发去印证它是否真实地存在着。刚走进你办公室，我看到了你的咖啡，我也要了一些；我想我要的不仅仅是咖啡，而是我的那一份份额，那份平等。

　　结果我们坐成了一个三角形，由于你背后的那面墙比较短，所以你就处在了顶点位置。我开始还在想我是否不该坐在金妮边上，或者她坐在我边上，好在很快我们就这样面对着彼此坐下来了。这让我能更自如地讲话，我对我离你们两个人的空间距离感觉很舒服。我有地方可以转动身体，而无论我说什么，哪怕是以前我不曾说过的话，都不像是针对你或金妮的，而更像是将一个大的词语的球推过空地，给了金妮准备接收的时间。

我担心我们会将话题从大的情感转移到一些鸡毛蒜皮的小事情上，这种情况在小组治疗中屡有发生，让我觉得跟他们很难发生联系，脆弱，对一些小事情歇斯底里。但当我开始讲话时，我觉得那是从我的核心发出来的，我谈的正是我感受着的。有几次，我困惑为什么我从没能这么说过。你的几句评论总能暗示我们进入未曾探索过的角落里去。我想我的轻松自在部分来自于我发现治疗并不止在于金妮和你，你从金妮那里了解到的我比我从金妮那里了解到的我还要多。我决定如果这种情形发生的话，我也不会与你们争吵，因为近来我的自信心被彻底地粉碎了，这也许也是个不坏的结果；但想到我们这一小时里的震惊、惶惑以及接下来几天或不知道要多长时间才能将之理顺，这些却并不吸引人。当我看到那一切都并不会发生，我觉得很想给予。

我时不时地担心我谈得太多了，但我也担心不能再那样子谈到那些重要的事情了。我至今仍在担心我再也不是曾经的那个倾听者了。我一直认为如果我退缩拒绝所有人，他们依旧会强行地进入的；而实际上，我想他们通常将你拒之门外。但在治疗中我很确信有人听到了我，理解我，这让我沉醉。

另一方面，当我在写这些时，比起金妮感受如何，我更着迷于我自己的反应和动机，我想总有一天我要去面对这些问题：我是否就是这样对待别人的；我是如何对待情人的或我只是对金妮才这样的。如果是后者，那么就意味着我必须离开她，然而这将是非常困难的。一方面，要再次去独自面对生活，让我有一种恐惧；另一方面，我觉得我陷入了困境，如果我想离开金妮那会对她打击太大，在一起度过那么长时间，让她围绕着我来建立她的生活之后离开她实在残忍得太可怕了。我会害怕为了自己而离开她，于是我在房中进退两难，焦躁不安；而同时我又害怕可能在门那边发现什么——至少房间是熟悉的房间，让人放心——我担心如果我离开房间里会发生些什么。有关这些金妮和我在离开你办公室后谈论过，但我不知道该怎么做。通常当她让我感到烦的时候，譬如此时，我想我是在用些表面的价值来评判她的，现在我应该过了这个阶段。我告诉自己我会有这种感觉是因为她并不符合高中时代的那种可爱吸引人的标准，而我还没有完全摆脱这种模式，虽然这一切对我和她都太不值了；我对自己或生活也知之甚少，并不知道那高低不平之下是钻石呢，还是几片玻璃上折射出的光。

5月24日
亚隆医生

上次治疗后，我不知道今天会看到金妮一个人呢，还是金妮和卡尔两个人，但他们两个都来了，更令人惊讶的是，卡尔递给我一篇长长的治疗记录，而我并没有要求过。金妮则颇为歉意地指出她的那份很沉闷，乱糟糟的还没打出来。她看上去格外的拘束，无法决定是否要将它交给我。而这开场的一幕准确地预测了接下来整个会谈的情况。

治疗开始，金妮说上次的会面简直好极了，而事后他们俩又进行了相当长的交谈。她不清楚我们这次会面造成的其他影响，但她知道他们谈得比以前多，争论得也比以前多了。当他们回答我有关讨论的内容时，我们很快就触及了一些很重要的东西。大多数的讨论都是在卡尔和我之间进行，而金妮大多数都在一旁。后来她解释说觉得有点累，谈不出什么来，她刚看过眼医，用了散瞳药，也因为她找到了新的工作，但这绝非故事的全部。

卡尔马上就开始转到他怕离开金妮因为担心她会崩溃这个问题。如果对两个人来说有什么核心的主题的话，这个就是了——金妮和我曾经有多次辩论为什么她不能跟卡尔谈他们的未来。坐在那里听着他们就事论事地讨论这个金妮日复一日不敢提出来的话题，真是一件让人激动的事情。卡尔担心如果他离开金妮，她会抑郁崩溃，而他则会被随之而来的负罪感所压倒。我问到这对他的影响，他承认他同样为自己担心，他从未能享受一个人的生活，但并不确定他是否想独居。但他为这个挑战所诱惑着，觉得如果他从不曾完全自给自足的生活，那是一种失败。按照我的想法，由于害怕分开而住在一起是一份关系中很薄弱的基础，我就这样告诉了他们。很难想象建立在这样一个不足的基础上会有什么持久的东西。

　　整个治疗中我都在鼓励金妮讲话，这样卡尔才能知道她在想什么，而不必总是猜测她的想法。不久前发生在他们之间的一次争论就是最好的例子，就是金妮有一次想跟朋友们出门，卡尔拒绝了，但后来看到金妮的脸拉得老长，他怕她不高兴了就同意出去，结果他们两个都没玩好。他们是否可以明明白白地了解某件事情对彼此有多么重要，然后一起决定同时顾及到双方的需要呢？（说起来容易做起来难，我不由得想到我跟我妻子之间类似的分歧。）

　　我提议说金妮可能是故意表现得脆弱，因为这样可以绑住卡尔。显然她不喜欢我说的话。事实上，这跟她和我的关系相似，譬如，她为了留住我而必须继续病着。在治疗中有一时刻，她表现出了一个不那么脆弱几近健壮的金妮，她激烈地反对着卡尔说的一些话。当他说她不理解他正在写的某篇文章对他有多重要的时候，她几乎尖锐地回复他，"你怎么知道？"接着表明她对他的感觉完全了解，并且试图传达出她对他的文章很关切，虽然这努力并没有效果。经过了那么多次的鼓励和敦促，我终于可以带着极大的满足看金妮维护自己。

卡尔接着谈到了金妮的无能。他举了个最近一次聚会上的例子。金妮表现得极其愚蠢，因为她不明白其他所有人都懂的一个笑话。在我的办公室里，金妮窘迫极了——她不明白她为什么竟然错误理解了那个笑话，而卡尔也感到尴尬极了。实际上，我们三个都陷于尴尬中。我不知道如何将这尴尬的一幕变成建设性的东西，我仅仅指出所有有关改变的要求都是单向的；卡尔对金妮提出很多要改变的要求，而她从不对他提相应的要求。她说她真正想要卡尔改变的是他对她不断的批评，这些批评会让人头脑混乱。卡尔看上去有点困窘，他确实有点困窘；我试图找出原因。我想他可能刚开始感觉到他对金妮的要求是不现实和不公平的，但我们并没能在那上面继续下去。

我认为金妮无法挑剔卡尔，对这一点，他们两个都同意，直到两三个月前，卡尔基本上是不可辩驳的。事实上，如果她批评他，他就会变得不可理喻的愤怒。只有屈服顺从、没有自我的金妮才能跟他相处。我同时问到为什么她所谓的"无能"不是她无法公开批评卡尔，她唯一的反击的方式是她的被动攻击——不停止地做些会让他生气的小事情。卡尔深信那个解释，因为它证实了他一直相信的东西——那就是，只要金妮想做就能做好家务。金妮则还以一个苍白病态的笑。治疗结束时，我想知道她是否觉得被两个好像相处得很好的男人挑剔。她是否觉得被排除出了这个三角关系？她避开了我和我的问题，并且在治疗结束时从办公室里溜了出去。而相反的，卡尔则谢了我并热情地跟我握了手。

虽然我离开时感觉并不好（我徒劳地将治疗延长了10分钟，想恢复上个星期的活力），很清楚这两次的会面改变了他们之间的一些东西，而这种改变对他们是有好处的：他们将不再那么有距离，那么封闭，而必须揣摩对方的心思。这份关系中的一些原则已经被永远地改变了。我同意再一起看他们两个两次，然后留下最后两次给金妮一个人。很遗憾我没有更早些就一起看他们。如果那样的话，现在的一切都将进展得快得多。

5月24日
金　妮

我觉得我让卡尔讲了太多的话。我觉得很累，偏头痛发作前期，到了傍晚终于发展成了十足的偏头痛。我说的一些话好像毫无来由（譬如告诉你我必须开始工作），我只是觉得困惑，不知道如何参与这次治疗。

你在这些治疗中看上去很具指导性，提出问题，然后总结。当然卡尔为你提供了比我能够提供的多得多的信息。

我觉得有点好笑，我最大的幻想（独自一个人生活）竟然也是卡尔的幻想。跟我们共同分享的生活相比这简直离现实太远了。听着卡尔讲述这些，我可以意识到这是可以让你纵情想象的多么肥沃的牧场。

卡尔认为我不像是个要离开的人，这跟我对自己的估计一致。我以前跟你说过的，你说，"那，为什么你不是那个离开的人呢？"

这好像是我跟你在治疗中度过的很重要的时间，我的家庭生活则毫无进展，卡尔和我都处于缄默的地狱边境，受了一点伤，正试图疗伤。

卡尔看上去跟我在治疗中经历着同样的事情，对我们关系的价值充满怀疑，怀疑最终的宣判将是出走，然而我们都试图回避那个方向，因为我们在根本上是彼此喜欢的。我被他那个钻石／牛奶瓶的两难处境所打动。我是哪一个呢？想着这所有的漫画，我猜一只真正的玻璃牛奶瓶还是有一些价值的。

这次治疗轻度地触及到了一些重要关键的问题，但我们好像预设了就是要对彼此好的，我们只是看了看那些存在的老伤口，而没有试图将它们弄得感染了。

我想跟你单独待10分钟。因为在过去两周里，卡尔和我之间的有关性的交谈有了些突破，但我觉得我无法在治疗中提到这个话题。我好像是一个阴谋之门上那个吱吱作响的门铰链。当你要我们探究对彼此感觉如何时，我觉得你真是太有建设性了。我想我们都保持着一点幽默感。我惊讶于卡尔认为我对他的写作没有兴趣。我觉得我表现出了极大的兴趣。确实某一时期，他改变了写作风格，放弃了那种个人化、能唤起人感情的风格，而转为一种更专业化、抽象的风格（更像是为《花花公子》一类的商业刊物写作，我一点都没有言过其实），而我更喜欢第一种，因为我真实地渴望想看到卡尔的家庭和记忆，我觉得对他自己的孩提和青少年期生活的个人化描写，可以帮助他感受他的想象力及其曾经遭忽视的内容。那天晚上我的几个朋友打电话来，打断了卡尔写作的安静；卡尔对我很冷淡，他显然很生气，将之作为我不在乎他写作的证据，因为我没有告诉我的朋友们不要打电话来。假如我知道我正受着无声的攻击，我一定会反抗的。

自前两次治疗后，我更能够维护自己了，我也看到卡尔很严肃，并不断地对我品头论足；我的回避和沉默不是空白，而是反抗我的黑色标记。仅仅是我们一起到这里来就让我们觉得亲近了很多。我们在所有事情上都更在乎对方了——争吵、交谈，等等。

我真希望我们早就开始这样做了，如果这样的话，我已经做完了我的蛋糕并开吃了，而且跟你们俩都很亲近。

5月24日

卡　尔

　　我想第二次治疗我显得有点过于自信了，我想再重复一遍上个星期的治疗，因为那次治疗我们收获了很多。我没有过多地想着你的存在，而是觉得自己像是在舞台的中心，每当我对自己很确定的时候，我就会这样做。但由于我们是在跟治疗师谈话，我发现我无法很接近我的感情，而且讨论常常转化主题，产生了很多的问题；金妮喜欢而我不喜欢的一些朋友的谈话调子就是这样的。另一方面，从治疗中得到的最好的东西似乎能够触及很深——尤其是你有关金妮不能将厨房保持整洁等的提示，她以此来抗议我对她的价值评判，她对这些评判不以为然；但同时，她又怕跟我直接对质。虽然那句话有点费解，但我还是明白了你的意思。

　　我从不知道我对他人应该持何期望。昨晚打完牌回家已经过了11点了。我为自己出去玩到这么晚感到厌恶，因为我还有工作要做，我也可以跟金妮度过一个夜晚。我真担心我的没落。我们谈了几个小时，渐渐地我觉得好些了，放松些了，也恢复了我的信心，我可以做我想做的事情。没有金妮的话，我整个晚上都会想着这事，并越来越觉得自己毫无目标而且最终一定会失败。我将这一切都告诉了她，这好比是蛋糕上的奶油，可口极了。这些年我都到哪里去了，我问我自己？我从不曾看到舒适和分享是有价值的东西，而若没有金妮，也就没有这份舒适和分享。因为我刚意识到金妮能为我做什么，我也开始意识到我能为她做什么了。

我想这就是我想要做的一切，因为至今我所谈及的都是最重要的时刻。我还不知道应该增加些什么。你只能再见我一次，见金妮两次，我想你可能会对两次治疗之间我们的关系、我们之间发生了什么感兴趣的。我对此不是很确定，因为我离这一切都很近，我想保持那样子一阵子。我觉得能见到你真是很幸运，因为我们正处于一个关键时期，但同时也是我已经准备好去听那些我曾经害怕的事情的时候。我同时还认为第一次会面让我看到问题是可以解决的，而第二次会面有助于将一些问题分离出来。另一件事情是第二次见面时，当话题转到一些我觉得无聊的事情时，我担心也会让你觉得无聊。当你恰恰选择了那些事情，譬如不干净的碗碟，来进一步问我们，我感到很惊愕。后来我意识到可能我不停地用无聊来作防御。确实有些东西让我厌倦；但也有可能它是让我对某些我应该或能够见到的事情视而不见的一个方便的机制而已。

　　如果我们没有见面，我们依旧会取得这样的进展吗？我不知道。我不认为会发生得这么快，因为你像是一个催化剂，让我得到足够的放松，去信任金妮。

　　我想这是我此刻能说的全部了。

5月31日
亚隆医生

　　我干这一行已经很久了，但今天的会面则代表了我治疗师生涯中的高峰体验。我是如此幸福以至有两次我几乎要流泪了。能看到自己长期艰苦劳作的成果，哪怕就一次，也让人感觉真好。可能我这是在自我夸大，但我并不这样认为。我一直记得这么多月来，我在金妮身上花的时间和努力以及金妮所付出的艰苦工作。所有的一切都好像指向今天，一切都那么合适——金妮跟我谈过的所有问题，所有不可理喻的忧惧，所有她害怕说的话，害怕提及、害怕面对的事情，今天她在治疗中都面对了，而在过去的7天中她则独自面对了卡尔。当我想到我们所经历的一切，想到我们现在进展得这般快，我又一次开始相信我的工作了，相信这种缓慢的，有时慢得令人难以忍受的、坚固的创建性的过程。

　　他们两个进来时对彼此感觉都非常的好。他们说到整个周末，他们谈了很久，而他们从未如此倾心交谈过。他们针对卡尔的离开、金妮对卡尔的害怕和其他未曾谈过的重要的事情，谈了各自的看法。他们由此感到亲近。卡尔说他突然觉得这房间不一样了，他一生中很少这般跟人亲近过。所以治疗的第一部分有点像是一次庆功宴。我很满意。随后我有点不清楚我们应该满足于取得的成绩呢，还是要进入新的领域。他们两个都想不出要谈论的话题。我私下里很希望金妮能够提及她从未敢跟卡尔提及的事——她在晚间的恐惧，夜晚时，她满是恐惧而且怕表达她的性要求。我很小心地暗示她去试试这个敏感的领域，指出我很难提出特定的问题，因为我怕会破坏了保密性。她扮起了天真少女的模样，向我保证我可以谈任何想谈的主题。我告诉她我不知该谈哪一个。卡尔笑着问是否需要他等在外面。今天金妮显得聪明机智可爱极了。当我说，"那么，我就试试运气，随便选一个。"金妮板起脸说，如果我问对了问题，我将得到一个免费的冰箱。

虽然我很想他们能够谈性，但是还是从一个比较安全的话题着手为好。我问金妮她对卡尔的家庭感觉如何，他是否依旧为她感到羞耻而不愿意将她介绍给家人？他们简单的谈了谈，当我回过头来看时，我猜想他们是否在敷衍这个话题。他们随后谈到金妮对她妹妹订婚的感受，以及卡尔跟他们的朋友斯蒂夫的糟糕关系。当卡尔开始解释他跟斯蒂夫的争执时，我只得承认我已经听说了；对卡尔来说，意识到虽然只见过我两面，但我对他有多了解，一定是很奇怪的体验。我觉得卡尔很亲切，我很喜欢他。我必须告诫自己不要陷入盲目的媒人角色里去。我跟金妮的工作出发点并非要他们两个结婚，重要的是他们的关系。他们一旦体验到一种深切与诚挚的亲密之情，那么这份情感将伴随他们，哪怕他们永远也不会再见彼此了。

随后，金妮又像顺便说说那样提起，事实上她和卡尔昨晚还谈过性。我很惊讶，但我竭力不想显露出来。具体来说，她告诉他她"需要一些帮助"来达到完全的满足。之后，她醒着躺了两三小时，发着抖，害怕她惹恼了卡尔，之后她鼓足勇气问他感觉如何（他也醒着，担忧着别的事情）。他回答说他一点都没有因此而恼怒。金妮怕在白天的亲密之后，她提出一个"问题"时将事情搞糟了，毁了他们完美的一天。我希望卡尔让她知道真相，事实刚好相反：当她提出一个"问题"时，她并没有远离他，而是将他拉近了。卡尔同意我，我告诉他我希望他能再说一遍。我渐渐明确地将金妮曾经提示过的告诉他——这几乎是他们剩下的最后一个秘密——夜晚是金妮一天里最坏的时间，而正是她对熄灯后将要发生的事情的担忧让她在白天如此的恐惧。而将这一切都讲清楚，让卡尔真正知道一切，我觉得这是我采取的最有力的治疗性干预了。我重复着这些话，以让他完全理解。我也重复给金妮，告诉她现在她可以跟卡尔分享她的焦虑了，而夜晚的惊恐也可以不再发生了。

随后我又问卡尔相反的情况是否存在——他是否担心金妮会批评他、评判他，他说他从来没有过。我进一步问，那么他是否在意她是否在乎他，他则说，他是真的很在意。接着我们接触到一些很有趣的资料，他承认自己故意不去想那些，这样他就不用担心失去什么，也不用担心失去金妮了。我告诉他，他要为这样假装无动于衷和表面的缺乏焦虑付出高昂的代价——这个代价是距离，跟其他人的距离，这阻碍了他对别人的爱。他同意我，并补充说那就是为什么昨晚对他来说是如此不同寻常的一夜；今天他简直有点迫不及待地想回家，觉得跟金妮交谈是那般的好。我想象这整个事情一定有着长长的历史。(我这样说，是想帮助他开始想想他的过去，以为将来的治疗作准备。)治疗结束时，我们将最后三次治疗作了分配。金妮希望卡尔下次，甚至下下次治疗都能够来。她原本想把最后两次治疗留给自己，但现在她只想把最后一次治疗留给自己了。她和我都意识到，他们两个人的治疗极其重要。

5月31日
金　妮

　　上次治疗是三次当中最恐怖的了。我为了取悦于你说出我和卡尔开始更坦诚地交谈了。但你表现得仿佛我们两个是沾沾自喜的撒谎者（没这么强烈）。当然，我正坐在火药桶上，当你开始寻找新的题材，琢磨着还有什么重要的话题没被挖掘时，我知道我的沉默已经到头了。前一天晚上，怀着对卡尔的满腔温暖和诚挚，我开始提出我的性问题。我一这样做，就意识到是我在用脚踢我的嘴。我们刚刚开始觉得亲近，但还没有拥有这份亲近很长久时，我就抛出了一个如此重大的问题，连你也一直认为，这不是个很好的开始。"从诸如汽油费之类的小事情开始"，你会这样说，但因为我们的亲近关系，所以无法提及过桥费之类的事情。无论如何，那晚我们谈了一会儿性，当我们俩都试着睡觉的时候，我又开始了往常难捱的时间。我不愿翻来覆去煎熬到天亮，我问卡尔，你对我所说的话有何想法。他告诉我，他很高兴我们谈到了这些，我们可以从那里开始。

所以第二天当你问我有什么新的事情时，我能不紧张么！我坐在那里，几乎要晕倒了，告诉你一切都很正常。然后你提到卡尔不愿意让他的父母见我。这并非很关键——你提不提这些我都不在乎，因为卡尔不仅仅在他父母面前隐瞒我，他自己跟他们也不亲近。我想他需得先自己回家跟他父母疏通好关系，然后才能将我带回家。但我想你是在试探究竟能够在这些郑重的话题上走多远。

我提出了性，觉得很可笑、很沉着的样子，仿佛我是一个中年人，手中握着一杯茶，脑子里有一个主题句。我不想面无表情地坐着，浪费了这次会面。我不太记得我们说了些什么，但记得我说了很多，我希望我会有遗忘症,过后不会有什么事让我不舒服。

一旦打开了这个话题，我就开始面对最美好的希望和最可怕的惩罚了。现在每天都像是治疗，而变化是目标。我从未将之作为我的生活目标。我不再需要由你来扮演卡尔了，因为他每时每刻都在扮演着，而我也总是试着告诉他一些事情。我们的秘密和阴谋都跑了出来，我不知道它们去了哪里。我听从我的直觉。卡尔自己演自己要比你扮演他来得更有力，只因为跟他之间的一切都是有结果的。

治疗结束后，我试图安慰卡尔，告诉他每晚我躺在那里时，并非总在毁灭的边缘。我希望我们很早就开始了这一切，现在则有着如此强大的暗流。

我正面对着我自己的阻抗。

5月31日
卡 尔

我对这次治疗没有任何可评说的。这个星期和上个星期我都忙于写我的文章，由于我工作得很好，所以没有为过多的心理创伤焦虑，这份焦虑会阻止我继续写作。但我还是试图让金妮敞开地说话，而且我们确实谈了点东西。但由于我在跟她说任何有关我自己的事情前总是想很好地控制自己，所以谈话就变得有点单方面。我绕开了实质性的问题来谈；我没有告诉她我最深、最坏的恐惧和强迫，可能是因为我自己都不怎么能面对它们的缘故，但也有可能是怕在卸掉了这些负担后，我会在金妮面前显得无助，而且我不确定是否想要那样。我不知道那些是否应该保留着给别人的。另一方面，我跟金妮一样，如果对自己和环境没有讽刺性的感觉的话，就没法体验到当下的感觉，尤其是躯体方面的，所以我不知道问题究竟是我的还是她的，不知道跟另一个女人在一起的话，我是否依旧会难于强烈地体验自己的感觉。

6月7日
亚隆医生

　　这可能是跟卡尔的最后一次会面了，最后两次治疗已经答应留给金妮了。跟上周相比，这次治疗在很多方面都走了下坡路。我有点为那些不安、谨慎、紧张和距离感到失望。金妮明显很焦虑：她紧紧地夹着腿，小腿前前后后地摇晃着。而卡尔则表现得格外放松。他做了一件从未有人在我办公室里做过的事情，他脱下了笨重的靴子，只穿着袜子坐在那里。金妮吃了一惊，问他在做什么，并说她希望他至少穿着补过的袜子，因为有一只袜子有个洞。我觉得这是卡尔对他自己和我保持平等的一种表白，在我们三个的关系中保持他的位置对他很重要。（所以我什么都没说。）

　　最终我们艰难而费力地挖掘出了一个问题。昨晚在看选举结果的时候，金妮睡着了。卡尔怒气冲冲地对她叫喊，说她永远都不会改变。这是金妮说的。当卡尔讲述这件事时，原来他说的"你永远不会改变"是因为那晚上他有着一些对性的安排。他等着金

342

妮变得更加有活力、更加自信，但她却睡着了。我为金妮没有提到这件事情中的性成分而感到不安，我一想到她是这么一个不可靠的汇报者就不寒而栗，我们花了那么多时间一起对付那么多问题，实际上都站不住脚。

无论如何，显然，金妮觉得受到了卡尔的监察；她被评判着，而他就是法官。竞选之夜发生的事情，是他们两人之间发生的事情的微型代表。譬如我告诉金妮，她有着惊人的证据表明她有了多少变化，甚至就是过去的几个星期里，她的改变也是很明显的；那么她怎么能接受卡尔对她作为一个人无法改变的定义呢？这是我最好的尝试了，但没有任何影响。

另一个尝试是比较他们对变化的不同看法。卡尔想要一些外在行为上的迹象，而金妮则改变了她对他的看法，虽然这些并没有转为行动。我随之建议卡尔，他可能应该试着去进入金妮的世界，去感受她的改变。那个挺好的建议也没被认可。

我接下来做的事情，是通常在最糟糕的情况下也会有效的，那就是说我觉得今天的一切都显得很紧张。卡尔说他觉得有点怪怪的，可能跟他参加的小组治疗有关。从那儿他很快就承认他确实有居高临下的需要，并为了取得优势地位而跟新认识的人发生冲突。如果他能够控制别人，他就对那些人失去了兴趣，将他们一笔勾销了。但正是那些挑战他的人的意见让他在意，甚至是过度地在意。我试图让他看到金妮是多么的不同，她几乎以截然相反的方法跟人接近的。事实上，据金妮说，她是在寻找能够控制她的人。她喜欢将人偶像化和理想化。

我想强化一下我们在上周做的一些事情，以巩固我们的收获。我提醒他们那些老的禁忌已经死了，我们拥有了更开明的新规则，我还鼓励他们继续温和地冒一些险。显然星期天他们过得很好，因为他们出去吃了晚餐，而且金妮很明确地告诉卡尔她想出去吃饭；他们谈了谈，她感到跟他前所未有的亲近。但不知为什么，我对金妮总是不太满意。我希望她能够表现得更好，我就像是个皱着眉头的家长，对自己孩子的胆怯不以为然。她懂得多得多，她能够做得更好。"站起来，陈述你的观点吧！"

顺便提一下，卡尔在开始时，跟第一次治疗一样，问我是否可以要一杯咖啡，我想这跟他脱下靴子是一回事。他在取咖啡的时候，金妮提到她希望我们早些开始这样做就好了，因为一切都发展得这般快。虽然她是对的，但她忘记了几个月前我要求她将卡尔带来时，她还没有准备好。有时我困惑做个人治疗时，为什么不总是在某个时间里见一下病人最亲近的人。但我不确定，有多少工作是可以长期做下去的；可能就这么几次治疗，然后重新回到个人治疗，这可能是对他们最好的事情了。

6月7日
金 妮

　　我发觉很难讲话。我想将"晚间的事情"当作自己的隐私守住。我们不是很明确，而我觉得挺不舒服的，因为今天发生的每件事情都会有即刻的反应。是我最终提出这个话题的吗？对我在前晚上睡着了一事，你听到了我和卡尔两个不同的版本，而我们则听到了彼此想说什么。我很困惑。你认为我在谈性的时候当作是我在谈论竞选的结果了。我以为那是显而易见、无须解释的。我想那是因为我的声音和话语都不够有力的缘故，它们只是像蒸汽一样在我四周散逸了。

　　卡尔是个能熬夜的人，可以看上几个小时的电视，然后在晚上12点30分的时候期待一个有活力的时间，但电视总让我在短暂的活力之后昏昏欲睡。早晨时，我觉得很好，很新鲜，而卡尔则像是个7个月的胎儿，还没有准备好去面对世界，只能咆哮而不能说话。我的睡眠习惯对于卡尔来说是一个性格缺陷，而他对自己的则毫无意识。

你得出结论说卡尔觉得我无法改变。我猜想你对我同意他感到失望,并由此证实了他的宣判。我相信在某些方面我确实没变,不像他,我从不只为了成功而追求什么;有时候一些事情自然或奇迹般地发生了。但我还是吐出了一些新的枝叶。还有希望,那是我天真、脆弱的自我。在治疗中我改变了,而在家里跟卡尔在一起时,我的情感的范围和勇气都更大了。但在治疗中,我仍然任自己受引领,而很少会自己主动。

卡尔谈到他如何限制了他的友谊,因为控制权对他一直极为重要。你说我可能对他来说还不是一个足够的挑战,所以他常常恨我、忽视我。我想你这样做是想展示他的缺点,还有我的缺点。你的每一句话对我都像是免费的广告,上面写着免费赠送的主题句。你想要我一跃而起;你听到了冲锋的号角。

上次治疗中我有很多想说的,但我觉得受了限制,感到很困窘。卡尔给了我两个信息——一扇正敞开的门、一种耐心、一份自由、一种理解,但另一方面,他又设想着一定的进展、表达的明晰、健康的步伐。这是他自身希望的景象。他期待从我这里立马就能得到这些,好像它们可以像牛奶那样投递。尤其是在性上,他希望我抛弃所有消极的害怕和"我不能",一夜之间就来个进化。他在说,"我要你的自由,我现在就要"。他不如你耐心,不能举着显微镜来细查我那些微小的新成就。

我为卡尔的成长惊喜,甚至他的弱点也可以将他放大。他有那么多的内心资源,就好像他有着变成很多人的可能,而不只局限在他的人格中。

6月7日
卡　尔

　　我刚将上周写的文字读了一遍，觉得像是别人写的。我不知道那时在想些什么，而且现在我觉得应该有些别的想法的，但我就是没有。在早先的治疗中，我觉得很容易，因为我并不觉得跟我很相关，所以可以在治疗后放松地休息，然后想想发生了什么，但上两次治疗后，我觉得筋疲力竭，需要慢慢恢复。治疗中，我并没有很注意观察，我常常就是这样的，而现在，虽然我还记得我们谈了什么，记得当时感觉到我的生活和我的问题都很清楚，但那种感觉已经不在了。我无法简洁地说出我当时讲了些什么，而跟你和金妮的那份亲密的感觉也不太强烈了。金妮和我谈了谈，我试图告诉她我的胃痉挛着，做着最后的努力想躲起来，一切都令我不安。从上星期二起我就不曾写过什么，因为我一坐下来写就发现失去了信心，这让我越发怀疑自己，越发难以写出什么。然后我将自己从书桌边拖开，做些能够让我安静下来的事情。当我觉得安静时，通常已经到了傍晚，我同时也觉得空虚，因为我觉得什么有价值的事情都没做。生命中的一天又过去了，而我除了让神经疲劳不堪，别的什么都没做。在这种时刻，金妮对我毫无帮助。我也不知道谁会对我有帮助。我的那些不良的限制人的旧价值，正在瓦解，但我不知以何取代它们。当我写作的时候，这些反应让我无法找到合适的观点，而我想写一些不仅仅反思我的困惑的文字。我可以理解为什么病人会对治疗师产生依赖，而我不想那样，我想那让我倾向于对这些治疗本身保持缄默。当我最深的恐惧降临时这一切都将无济于事。这是我需要对付的问题，但现在，感觉到又一个毫无活力的一天的来临，我觉得害怕了。

6月14日
亚隆医生

　　这是倒数第二次面谈。开头就不太好。金妮敲门，我让她进来时已经晚了15分钟了。我看上去一定很吃惊，因为我完全将这次会面忘了，正埋首赶写一些文字。我不认为这跟金妮相关，因为事实上在这个星期里同样的事情发生在另外两个病人身上。在我夏天离开之前，压力很大，需要完成一本书的章节，并为这个星期六的一次很大的年会的发言作准备。我花了一两分钟时间才清醒过来，并含糊地对金妮说，我的秘书今天不在，这是真的，而我忘记看时间了。

　　随后我们开始了，而开头的5分钟就足以将我抛入绝望中去。天啊，这还是原来那个金妮。一切都很紧张，她谈到希望卡尔在这里，这样他可以让事情进行下去。她谈到感觉毫无生机，以及她漫长幻想的折磨。她谈到在会谈中走神，就像她从前经常发生的那样。她花了很长时间来谈她无法跟卡尔有性高潮，以及她感觉到这是对他们两个起决定性的事情。

349

我开始陷入一个绝望的陷阱。为什么一切都这么该死的复杂？为什么从来都不能有幸福的结局呢？为什么她不能拿走我给她的，保留着并拥有它，让它变成她的一部分呢？我是如此震惊以致我表现得像个机器人，所有的行为被过去6个月里某一次治疗设好了程序。我询问了她对性问题全部的固着。显然在她和卡尔之间还有许多别的重要的事情发生着。她将所有的关系都围绕着性高潮来考虑，这让我觉得有点奇怪。她肯定不会继续将她自己的价值全部用性高潮作为单位来度量。我告诉她如果性真是他们的问题的话，我们可以想办法解决它；她可以去见性咨询师，去见专精于性技巧的人。我已经做过很多次这样的建议了，但都没有什么用，我感觉到她有一种想退缩的意愿。

　　大约在那个时候，我突然明白过来；一切都变得清晰起来了。我必须从"结束"这件就近在眼前的事情来理解她的行为。我提醒她虽然我们计划在秋天里见面，但那只有一小时，我们必须真正将它作为倒数第二次治疗来看待。然后我越来越确信她感到毫无生气的原因，是为了不让自己对眼前的分离有强烈的情感。在剩下的时间里，我像哈巴狗一样咬住那个解释不放，并确信我做对了。我如此聪明地试着我能想得起来的各种各样的法子，想让她从那种境况中挪动一点，并且依旧能够表达对我以及结束治疗的感想。当她说她在为下一次的治疗积攒情感的时候，我问她是否今天就能说说她会在那时说些什么。我问她是否能够预测到今年夏天她会给我写的那封信的内容。我想知道如果她不觉得毫无生气的话，是否能够告诉我此时此刻她在想些什么。渐渐地事情开始显露出来了——她会想念我。在第一次治疗中当我给卡尔很多关注的时候，她是那么的妒忌。她承认，虽然一切都进展得很好，而当卡尔明知她不得不跟他一起来分享我，问她是否下次再一起来时，她很恼火。她觉得我对待卡尔的方法简直棒极了，她对我仰慕和信赖极了。她会想念我。她的生活中会有一个空洞。她已经私下来看我两年了，而且之前还在小组治疗里待了一年半。她随后说如果没有那么沉闷，她希望谈她的感情，她想要面对最深的情感，痛痛快快地哭一场，但下个星期该做什么呢？我至少告诉了她6次，我确信她今天的沉闷是为了防止她体验和表达她的情感。我问她如果她向我表达一些正性的情感，是否会感到窘迫。她说她会想念我的，我也告诉她，我会想念她的。她说在小组治疗里看到一些人跟她现在一样，等着一个正确的问题。我问她那个正确的问题是什么，当她说"你对 Y 医生感觉怎样"时我重复了她的话。她哭起来，并承认她确实在经历一些她通常不允许自己体验到的非常强有力的情感；它们是一些好的感情，但她不知道为什么不让它们出来。她说这简直就是自虐，因为她知道如果她跟我分享这些情感的话对她是有益的。她会想念我的幽默感——那是跟卡尔那种不一样的幽默感。

我问让她等了这么久是否跟她的沉闷有关。她否认了，但没能完全说服我。她说她并不介意我晚一点，因为从某种意义上来说，她可以在我的环境中多待一会儿。但是，当治疗开始时我问她对治疗结束有何感想，她说"你还能看我多久呢"，好像她是那么令人讨厌，我无法再继续看她了。我不能让她具体谈她这个自我贬低的问题，但我确认一定有一些负性的情绪夹在正性的情绪中，譬如对我离开的愤怒；而她的沉闷则反映了一种惩罚。我试图让她进一步谈这些，并告诉她说哪怕她没有体验到因结束治疗而引起的对我有意识的恼怒，她的行为却在为她表达。譬如，她觉得她没能为我写很好的报告，她总的来说很退缩，这显然让我失望，因为我会很高兴看到她和卡尔继续进步的任何迹象。

她指出联合治疗的几个有帮助的地方，最主要在于协调了她和卡尔之间的沟通，在这之前那简直是难以想象的。她甚至说即便卡尔决定要离开她，这些治疗也不会是浪费——这些东西是她可以拥有并带到别的境遇中去的。

她几乎是快乐地期待着给我写长信，但我觉得这是对治疗结束的回避，远距离地表达爱看上去要容易一些。除了告诉她我会想念她之外，我没有告诉她太多我对她的感情，我反思着心理治疗的残酷，它总是强调关怀，却要机械地将之斩断。治疗结束时，她看上去很动容，我想那份毫无生气的沉闷已经消失了。她做了一件她从未做过的事情——她将手伸给我，虽然有点勉强。当她离开办公室的时候，我握了她的手并触摸了她的肩膀。多么可憎呀，我今天几乎将她给忘了。但我跟她在一起时，她充实了我的生活，真令我惊奇，在一周的其他时间里，我可以将她从我的头脑里清除。我想在这种要控制爱的不可思议的生意中，把事情分划开来是生存的必需。

6月14日

金　妮

回家的车上，我有足够的时间陷在自己的想法中。你可能是对的,我带给你的这份沉闷掩盖了我对结束治疗的真实情绪体验,我无法去想它。可能那就是我在倒数第二次治疗中带给你一长串的问题和未做之事的原因。告诉你,我还不能从你那里毕业。

你说如果我的情感能够自由的流动,那么治疗真的该结束了。我知道。我无法承受再也见不到你这个事实。你不断地问我是否对治疗这种操作性的设置感到愤怒:你变得那么亲近和依赖，然后又要斩断它。当然，我有点愤怒并用我一惯的方式来表达——伤害自己，让自己无聊而枯竭，这样你会知道我正在受伤,你就会感觉很坏。

在那个瞬间，当你几乎成功地让我付出情感和眼泪时，我觉得浑身刺痛，我依旧无法畅然地表达，无法讲出我内心的那个声音，我只是试着自发地说什么让我感觉到伤害，并将之交给你。

透过墙壁，我能听见隔壁治疗室里有人不停地哭着。

今天我所做的一切，都是为了保护自己。你要我说说对结束的感想，而我并没有真的那样做。我说我喜欢你，但那还是跟想着结束不同。你一直觉得我很脆弱，那是因为我有那么多该死的包袱围绕着我。我希望下一个星期我们可以更亲近，不然我会觉得欠了你的，觉得自己失败了。

我一直都信赖你。你对我也一直很好。可能我还想要更多，所以今天我跟你斗得这么厉害。（被动地，在很多时间里，我不觉得自己成长了。）我觉得好像在刺激你对我采取一些强有力的行动。去除那些残留的症状、那些令人失望的东西。

上个星期你翻来覆去地要我告诉你我对你的想法，并不是为了你，而是为了我。但我觉得实际上你还是为了你。这样你可以觉得我们还是做成了什么事情。过些时候，可能在夏天，当尘埃落定，我会告诉你或写信给你。那个承诺让我溜走了，我不断地在我头脑里祈祷，要为你做件很了不起的事情，不是今天，而是明天，明天。

6月21日
亚隆医生

最后1个小时。我有点发抖，很伤感。我对金妮的感情是我所曾拥有过的最后一种情感。对她我觉得很亲近、很温暖、很无私、很柔和。我觉得我完全懂她并愿她一切都好。

这是如此困难的1小时，而这一个星期一直是这样的。过两天我就要离开这里10个星期，我已经跟那么多病人道了别，那么多人，当我跟金妮说再见的时候，已经显得很没什么新鲜感了。譬如，今天我跟两个小组道别。一个小组是精神科住院医生，他们将在大约3个月后再继续，但那个小组里有两个女医生因为要结束培训了不再继续，我要跟她们说再见，而她们两个都很感动，我也一样，虽然没有到我对金妮的那种程度。但无论如何，这是道别的一周，是文献中所提及的"结束的忧惧"的一周，我告诉我的住院医生们他们应对得都很好。你该如何"对待"那些让你感觉渺小的事情呢？

今天我该跟金妮做些什么呢？让她来再次告诉我一切有多么好，或我对她跟卡尔保持情感接触多有帮助，还是试着给她有关未来的一些指点，或回顾一下她的进展，还是别的什么？我们两个都觉得很受折磨，我绝不亚于她。我们都不停地看着钟。结果我们提前一两分钟结束了，因为我们再也无法忍受了，我不想为了坐在一起的这种仪式，而花50分钟。我问她在想什么。她问我在想什么。她不得不约束自己的思想。她说的一件事情是上周治疗后她身体一直觉得不舒服，她感冒了，事情会这样，一半是由于格外糟糕的一小时。那着实让我吃了一惊，并不得不强迫自己在脑子里回忆上次的治疗。她说她是如此自私，什么都没有给予，而且还停止了。我告诉她听到这些我有些吃惊，因为她做了那么多。上个星期挺好的，它是今天这一个小时的工作里，我们能够抓住的"治疗工作"的一个坚实的支架。

　　我问她在将来的5～10年里想做什么。我们谈到生儿育女。她问我有第一个孩子时我多大，我告诉她那时我24岁。我试探性地问她如果卡尔不想要孩子的话，可能会促使她对他们的未来做个选择——一个卡尔是不是这关系中唯一可以有选择权的老话题了，一个如此久远而层层包裹着的主题，我都有点不好意思提出来。它从来都不曾产生过什么影响，上帝知道现在也不会有什么用的。她永远都不会是个主动的选择者。然而，她是如此的迷人，所以她总会被选择的，我想那也是很重要的。

　　今天我明显地觉得慌乱。我的办公室照例一片混乱；事实上，它看上去像是一个古玩店，地板上覆盖着纸头、书本和文件夹。再过几天我就要走了，但还有两篇文章需要完成。她问我文章是有关什么的，并开玩笑地提议她可以帮我清理办公室，还建议说我们不必要待满整个治疗时间。我试图纠正她可能有的感觉——我在暗地里恫吓她，我太忙了没有时间看她，但她知道我不是这个意思。我几乎要考虑她给我打扫办公室的提议了。那个主意让我觉得很吸引人。我想知道为什么。我猜想这是允许她给我一些东西的办法。也是除了常规的心理治疗外，让我们一起做一些事情的方法，因为那就是我们所说的在一起。

她为习惯于浮于表面的生活感到惋惜。我则暗示没有治疗师可能对她有帮助，她可以不用借助每周一次的治疗来支撑，而且必须靠自己的力量来生活了。我问她是否打算再次进入治疗，她提到生物能量学。我明显地退缩了一下，她看到了说，"瞧你又来了，又是流言蜚语。"她真的能原谅我为治疗设定了限制吗？如果我真的关心她，我应该一直见她的。金妮没有直接回答，但说她意识到有别的人更需要我，虽然她有时候把不让我看到她的进步，当作对治疗结束的一种报复。关于下一个秋天她谈了很多，如给我写信，我知道她的地址，我会在哪里，想和我保持私人的关系。我告诉她可以写信到法国，我愿意继续和她保持联系，但我还想让她知道治疗真的就要结束了。写信与秋天里的那次会面不能改变这个事实。她说她真的已经明白了。

当我最后结束这一个小时时说，"我猜真的到了我们说再见的时候了。"我们两个都凝固了几秒钟，她开始哭起来并说，"你为我做了这些真是太好了。"我不知道该说什么，但从我嘴里出来的话是这样的，"我从中也得到了很多，金妮。"确实我得到了很多。当她还坐在那里时，我走上前去握住了她的手，她用手臂搂住我，靠着我，这样大概持续了1分钟。我将手放在她头发上，轻轻地抚摸着。这是我第一次这样拥抱一个病人。我热泪盈眶。然后她离开了办公室，不是边缘性人格障碍，不是无能的人格，不是强迫性的心理神经症病人，不是潜伏期的精神分裂症，或其他任何一种我们每日所见到的残缺。离开的是金妮，我会想念她。

6月21日

金 妮

你接受了我那微弱的应对和镇静，将我终于抵达那里时一路所经历的颠簸也减弱了。我承认现在我已经可以过正常的生活了。在你办公室里我仿佛在捏造问题。但有时我的生活似乎很局限，像没有汲取真正养分的根。我就是一棵牢牢地被圈在花盆里的家养植物。除非有人给我浇水，给我遮风挡雨，否则我就不能持久。但哪怕我的一部分根暴露着，从花盆里伸进空气中，哪怕花盆太小，我还是一切都很好。我还是有可能这样活下去，而不需要移植。

可能像我现在这样生活，给我自己造成一些小问题，譬如住房和食物，我也只能得到一些小的鼓励。而卡尔则是一个崭新的开端。

我想象精神科学可以将现实的自我与那个在梦中冬眠的自我之间的鸿沟填平。我现在在一个宁静的城堡里，对抗着内在的焦虑。我觉得还不错。

我想着在你承认我完全康复前，我还可以有多么的庸俗。我不想兴奋地脱离那个温暖的蜷曲着的自我，我更喜欢在激动人心的梦境中入眠，或者看上去是这样。

　　我们之间的问题依旧决定着什么才是真实的。你和我在治疗中说的很多话，依旧让我在回顾它们时皱起了眉头。我觉得我有一种错觉，在最后一次治疗的时候，我露出了我的乳沟，我情绪激动，泪流满面。我看了太多的戏剧了。可能我有点生气，生气我竟然没能在你的指导下变成一个精神病人，没有跟你有更多的争执。

　　但有时我想，这到底是为什么呢？我觉得自己是飘散的蒲公英，在微风中飞呀飞，没有停落下来。我觉得欣喜若狂，虽然那首老歌唱着："有什么令你欣喜若狂？"至少你是我的朋友，我想象哪一天我会来敲你的门。

亚隆医生的后记

"最后的"治疗并不是跟金妮最后的会面。4个月后，在金妮将要永远离开加州前，我们又谈了谈。那是次紧张而感伤的会面，跟见前女友似的，努力地想重温曾经拥有、而如今已经凋零的可爱的感情。我们没有做"治疗"，而只是随意地聊了聊夏天和就在眼前的搬迁。

她很喜欢夏天里的工作，她为一个儿童发展项目做老师，她没有写那些干巴巴的观察研究记录，她对孩子们的那些生动犀利的观察，让研究小组的人不知所措。我笑着，想象着他们读她报告时的表情。

令人担心的灾难发生了：卡尔决定去2000公里外的城市工

作，但他很明确地以不同的方式告诉她，他想要她一起去。金妮清楚地觉得她有一个以上的选择——她可以跟卡尔一起去，跟他一起生活、结婚，但如果那样行不通，她觉得开始一种没有他的生活也不难。她看上去不那么绝望了，更自信了。我不再觉得她躺在焦虑中了。

金妮跟卡尔一起搬走了，并从我的脑海中消失了几个月。直至有一天，我将我们的报告塞进文件箱里带回了家并让我的妻子读一读。妻子的反应说服了我考虑发表这些材料。在我们最后一次会面的10个月后，我给金妮打了电话，跟她讨论这件事情。虽然她有所保留，但还是愿意发表我们的报告（只要能够保护她的身份）。我们同意去编辑各自的报告，写一篇序言和后记，并平分我们的版税。在电话里我没有发现任何治疗早期那份绝望的停滞。她听上去（当然，我想要她听上去）积极而乐观。她结交了几个新的好朋友，努力地写作。她的第一篇文章卖了300美金，真是一件不可思议的事情，因为它确实地实现了她在治疗开始时为我描述的一个幻想。跟卡尔之间的事情还没有最终解决，但我很清楚这份关系中的规则已经变了：金妮显得更强有力，资源也更丰富了。

几天后我收到她的一封信，我摘录了其中的一部分：

亲爱的亚隆医生：

……我不知道该如何感受。我曾满面通红想将金钱逐出我的头脑，现在却集中在这上面，因为我显然需要这些钱。我希望我会更好些。回头看，有时候在每篇报告上我只花了几分钟。但，我就是那样的。现在我正努力地完成我的小说。我每天写5页，这听上去很好，只是我只需花15分钟就可以写5页纸。我一直写得很快。我是按照节律来写的——只有声音和节律，没有理智的思想，没有思考。这些自发的积压着的文字好像是命中注定一般。那部分的我是多么散漫——你一定在想这是我潜意识里想阻止你发表它们。我希望我现在的生活已经不一样了，这样我可以觉得这些报告都是遥远的记忆，我现在已经能够关注更重大的事情，我的情绪也更好了。治疗中的大部分时间里，我觉得毫无进展——只有哭的时候，我才能获得前行的能量。我们刚认识的时候，我觉得我进步很快，但之后，除了有几次我可以在情节夸张的心理剧里扮演我一直想扮演的情绪化的角色外，我就一直在走着那种拘谨的日本女人的小碎步。当然这一切都是夸张。我知道有些美妙的事情发生了——最好的是我们的友谊。如果你认为我们的报告有任何价值，那我相信你。

让我跟你说说我这里的生活吧：

……X城除了没有那么葱郁、没有那么有钱以外，跟帕拉阿图很像。大学是20世纪60年代建的。学生们很平和——你若给他们一块砖，他们会用砖去搭一个野餐烧烤的坑，而绝不会想到去砸窗户，不像在柏克莱。我们住在一个带后院的老房子里，后院看上去有点像钓鱼竿老死的地方——长满了竹子，有些活着，有些则已经死了。

……我得到了一份自由撰稿人的工作，最近的一个短篇卖了300美金。我也为一本杂志写了些文章……还参加了一个女性意识提高小组，并写了一些观察报告，也即将发表。到时我会给你寄一份的。很幸运他们没要求每个女人讲各自的故事。如果是我的话，我会把我的故事称为"金妮和汽油费"。

……卡尔和我的关系并没有很大改变。我们相处得还舒适，有时候充满爱意。深夜的那份戏剧依旧上演着，我会重新滑入那份可怕的恐惧中。我依旧在那深夜的迷宫里。我们还是我们自己，不太情绪化，也挺友好。我现在能够讲出自己的想法了。不久前，卡尔说我没有目标和结局。我希望我们用3个月的时间去尝试和评估我们的关系……我在这里待得越久，卡尔和我就变得越亲近。但我没有方向，而我们的未来好像是一个句子，既可以保留也可以被删除。

……我觉得还可以。大部分时间里我是幸福的——虽然我的思维可以往任何一个方向发展。我强迫自己去写作，无论我写多么短的时间，我都很高兴。我等了这么久才给你写信，我总是想象我处身边缘，等待给你一个你想听的故事。

……卡尔，在有一次争执中，保持着死一般的沉默，然后说："哦，我正想到亚隆医生，真希望他能在这里。"我们把爱传达给你。

你的朋友

金妮

静默。我扮演着自己的角色，跟我生活中其他的金妮一起，参与着在我办公室这个旋转舞台上上演着的戏剧。不！这是多么矫情，多么不真实啊！我知道我给每个病人多少，而事实是我给了金妮更多。更多什么呢？我给的更多的是什么呢？解释？澄清？支持？指导？不，是跟技巧对立面的东西，是我的心，我的心跟金妮在一起。她感动了我，她的生活对我很宝贵。我期待见到她。她正挨饿但又很富有。她给了我很多。

离最后一次治疗大约14个月的时候，她来加州，我们见了两次面。第一次是跟我妻子的一种工作性质的会面。金妮由她最好的朋友陪着来了。金妮想要见一见我们，但事先提醒我不能谈任何有关我们在合写一本书的事。这让人有点尴尬。这个朋友，黑头发，很迷人，待了几分钟后离开了。她走后就剩下金妮、我和我的妻子。我们谈了谈手稿，一边聊着，一边享用着雪莉酒、茶和一些可口极了的自制糕点。虽然我不知道想要什么，但我知

365

道我不想要什么——闲聊和别的打扰。

我憎恨职业社交的泥潭。我们努力想表现得轻松自在些，但办不到。金妮表现出了她的社交方式，她表演，试图逗乐我妻子，但我们俩都知道她只是踩着自我意识的潮水。我们是合谋。我们参与了这个社交伪装，但又佯装没有。我妻子叫我欧夫（Irv），金妮无法开口这样称呼我，所以我继续按常规做我的亚隆医生。我没有给她明确的有关名字称谓的指示，因为我隐隐地觉得她可能需要我继续留在职业轨道上，以待将来用。更奇怪的是，当着金妮的面，我在妻子对我的那份熟悉前有点退缩。我忘了，我打算为金妮做什么呢？哦，对了，"帮助现实检验，以便于她修通正性移情"。

几天后，金妮和我在我那个舒适温暖而朴实的办公室里谈了话。至少在那里，我们知道我们"各自的位置"。我们分析了在那个社交性场合里我们的感受。金妮的朋友竭力称赞我的和气与不拘束（她真的富有洞察力！），金妮则认为没更好地运用跟我在一起的时间真是傻透了。我们的治疗开始前发生了一件有趣的事。当她在我的秘书面前时，我的秘书问："你是个病人吗？"金妮很快地回答："不，我是一个朋友。"这让我们两个人都感觉很好。

我妻子等着跟金妮谈手稿里的一些句子，在我们谈话的时候敲了两次门。第一次我说我们还需要5分钟，但我们大大超过了5分钟，我的妻子变得有点不耐烦了，因为她还有另一次会面，又敲了门。让我吃惊的是，这次金妮抢先，几乎是尖锐地说："就几分钟。"门关了后，她突然哭起来，真实的眼泪，现实如潮水般涌入。"我刚意识到我真的只有这么几分钟了，并不因为你的妻子拥有你全部的时间，而是这点时间对我实在太宝贵了。"她替我们两个人哭，哭我们再也不可能拥有的时间，为终于"说了出来"的愉悦和为生活中没能更多地大胆地说话而难过。（我们两个都为那个谴责她、剥夺她快乐的小魔鬼的再现而难过，哪怕是在成功当中，我们也为没有能取得更大的成功而难受。）

金妮回家后不久，给我来了封信，报道了一些戏剧性的新闻：

> ……当我重新回到家时，卡尔和我又一次成了陌生人……他有点忽视我，我觉得像是遭到父亲忽视的孩子。卡尔可以剥夺我的一些东西——去游泳，去做这，去做那。要是他不想做，我们就不做了。最后我质问卡尔说我们相处得根本不好。他说："我知道，我想搬出去。"这次我没有异议，而第二天，卡尔已经搬出去了。（两天前。）……我们没有彼此抱怨，可能我们不会有将来。现在是第二天了，我的胃空空的，但我的思想却好多了。我不想崩溃。我只是觉得非常的难受和难以置信。起先我觉得我要马上回加州，但我还是更想要我的双脚踏在坚实的土壤上，我想努力一个人生活——独立地生活，如果我做到这样就再也不会害怕了。我会在这里住得尽量久一点。卡尔说他跟我筋疲力尽了。我相信这是真的。我感觉到了……我想变得健康而强大——我想从这一切

中挣脱出来。我开始有了领悟。当最坏的时刻到来时，当我感觉绝望时，我就坚信一切都会过去的，你不会因为受伤而死去的。（乱七八糟的话！）虽然哭泣不能解决什么问题，但哭出来总是好的，而你知道，我是偏爱眼泪的。如果这里的事情变得太糟的话，我会去看医生并开些安眠药。昨晚我睡得还可以，醒来时很难受，但并不害怕。

　　我知道我能够在这里生存下来，我想去找份工作。我知道接下来的几周会过得很慢，很难受。我一会儿记起，一会儿又忘记，我还是不相信卡尔已经不在这里了。分手的时候，我们没有愤怒，只有伤感。

虽然她没有要求，我还是在信封里塞进了些免费的心理治疗，并寄给她。

　　亲爱的金妮：

　　确实令人震惊，但对我来说也并非没有先兆。我为你现在感到如此难受而难受，在接下来的两个月里依旧会感觉如此的，但我并不觉得是无可救药的坏，从你的信中我也可以看到这一点。我想卡尔能够这样做，而且做得这么快这个事实，表明他已经在头脑里预演了很长时间了。我认为像这样的事情如果一直在一个人的头脑里，那么另一个人一定会有所觉察的，会带来一种完全冷淡的感觉的，并限制你这几个月里的成长。我能帮助你的（我知道你并没有要求）只是提醒你，你现在的处境终究会过去的。在你的震惊和恐惧之后，我觉得你会有一段时间来为你的失落哀伤，一种空洞感和虚无感可能会袭上来。可能甚至有一些愤怒（但愿没有！），但这样的事情一般需要经过两三个月或四个月的时间，之后我想你会从中走出来，比以前任何时候都更坚强。

我对你所体现出来的坚强印象深刻。如果在这段困难的时间里我能为你做点什么，请告诉我。

跟一个不管病人的命运如何、确信手术会成功的外科医生一样，我只看到了她信中所体现出来的力量。跟卡尔的分手并不代表着失败：治疗的成功并不等同于她跟卡尔在一起（虽然在第一次联合治疗的时候，我错误地以为如此）。而且，金妮在这最后的分手中，也起到了一些作用，虽然可能并非是她想要的更积极一点的作用。一种很普遍的情况是当一对恋人中的一个改变了，而另一方没有改变，那么这个关系中的平衡就改变了以致他们不能在一起了；可能金妮的成长超过了卡尔，或者她至少意识到，由于卡尔的挑剔，这关系阻碍了她的成长；可能现在她已经可以想象没有卡尔的生活，并允许他离开了。毕竟，他一直表示要离开但又相信她会由此而崩溃，因此他出于内疚而不离开，这正是一个联合的最不令人满意的基础。可能现在卡尔意识到了她增大的力量，可能现在他们彼此释放了，可以为了自己而自由地行动。

我的乐观得到了证实。在接下来的4个月我从电话交谈中得知她应对得好极了。她失落难受了一阵，舔舐了伤口，然后打开门，走进了外面的世界。她新交了朋友，还找到了一份全职的工作，为一个文学基金会写作，并继续自由撰稿；她跟人约会，很快就选择了一个，并渐渐地跟他发展出一份很深很温情的关系。跟他在一起，她觉得满足而舒适，这部分源于他的性格——他不苛刻、温和且牵挂她。而且，我愿意这样想，这部分源自于她新的力量和她提高了的沟通、信赖和爱的能力。

※　※　※

这本书差点没能出版。当我请我的一个同事，一个我尊敬的忠实的弗洛伊德派分析师读我的手稿，他读了头30页后，评价说那是威尔赫姆·里奇 [*] 曾经称为的"混乱的情境"，治疗师对病人说着从脑子里冒出来的不管什么的东西。令人高兴的是，其他几个同事的评价还不错，给了我足够的肯定，让我有信心将之出版，并克制着不对文字做什么更改。即便如此，当我现在重读手稿的时候，我在治疗中所做的看上去还是有点反复不定，这掩盖了一个事实，那就是其实整个治疗都基于一个丰富但严格的概念体系。在接下来的几页中，我将描述这个系统并讨论一下那些指

---

[*] Wilhelm Reich, 1897—1957, 奥地利精神病学家，精神分析师。——译者注

导着我行为的治疗原则。

首先，请回顾一下我们个人治疗的开始。金妮离开了感觉受挫和失败的治疗师后，随即开始吱吱嘎嘎如老牛拉破车般地进入个人治疗。这当中有很多要吸取的教训，很多可以避免的错误。她让两个非常胜任的分析取向的治疗师感到困惑，他们努力地想培养她的自省力，澄清她的过去，修正阻碍她成长的跟父母的关系，解释她的梦，去理解并减少她的无意识对她现实生活的影响。一个生物能量家徒劳地想通过改变她身体的肌肉来改变她，建议她做肌肉放松，通过呕吐掌握新的呼吸和缓解紧张的办法。她遇到并制服了一些最好的交友小组的组长，这些人毫不犹豫地用着最新的对质方法：无休无止的马拉松式的持续24或48小时的小组，试图单单通过体力上的疲劳来削弱阻抗；裸体小组鼓励全面的自我暴露；由情绪音乐和舞台灯光相伴的心理剧，以让她能够做一些在生活中从不敢做的事情；"心理自卫武术"通过一系列的技术包括躯体攻击来帮助她达到和表达她的愤怒；以及用电震动器做阴道按摩，以帮助她克服性方面的不自在并达到阴道高潮。

在持续一年半时间的小组治疗中，她坚决地抵制着我和我同事的最大的努力，我们最终筋疲力尽，觉得再继续下去毫无意义。然而在整个过程中，她对我的强烈的积极的感觉和信任从来没有动摇过。自然，这份正性的移情至此为止，对金妮的治疗更多的是个阻碍，而毫无裨益。

为了更好地说明这最后一点，我想将心理治疗中的原发性获益与继发性获益作一下区分。病人是为了缓解痛苦而寻求心理治疗；这种缓解（通常还伴有相应的人格改变）构成了原发性获益——心理治疗存在的理由。然而不少时候，病人可以从在治疗中这个实际的过程取得一些很强的满足，他可能很享受那份永不停止的、对他的观念、对他每一个念头的凝神聆听，那个无所不在、呵护备至的治疗师的存在让他放心，以及不需要做重大决定时的那份搁置了的兴奋。不少时候，这份继发性获益是如此之大，以至留在治疗中的愿望超过了被治愈的欲望。

这正是金妮治疗中的情形。她参加小组治疗不是为了成长，而是为了和我在一起，她说话也不是为了解决问题，而是为了赢得我的赞同。我们可以从她的治疗记录中看出，她并非小组的一部分，而是观众的一份子，当我解救了别的病人的时候，她就为我高兴。很多时间里，协同治疗师和其他的成员观察到金妮好像是为了我而生病，因为好起来意味着说再见，所以她就在那片广大的无私的荒原里流连，不至于好得会失去我，也不至于病重得令我太困惑而失去我。

如何将这份移情用到治疗上来呢？我想一定有办法来利用金妮对我的这份坚持不懈，她在某种程度上用盲目的信任来帮助她自己的成长。由于金妮搬到了另一个城市，我们如何克服不能每周见一次这个实际的限制呢？

我总体的计划是将治疗整个围绕着关系这个轴心来开展。我希望我们能够尽量人道地将我们的目光集中在金妮和我之间当下发生的事情上。我们的时空领域应该是此时此地，我打算阻拦任何从这个焦点偏离的话题。我们将深入地交往，并分析我们的交往，只要我们还在一起就重复这个过程。似乎很简单，但这些如何导致治疗性的改变呢？这个态度的缘由来自于人际关系理论。

简单地说，人际关系理论认为所有的心理障碍（那些并非躯体伤害所引起的）根源于人际关系的失调。人们为不同的原因来寻求治疗师的帮助（抑郁，恐惧，焦虑，害羞，性无能等），但这些原因的共同基础是无法跟他人建立一种满意持久的关系。这些人际困难起源于早期跟父母的关系。一旦形成，这种跟人建立关系的失调方式将进一步影响以后跟兄弟姊妹、伙伴、老师、好朋友、情人、配偶和孩子的关系。而精神病学则变成了人际关系的学问；心理治疗，则是为了修正扭曲的人际关系；治疗性的治愈，则是跟人适当地建立联系的能力，而并不基于一切来自无意识的迫切的个人需要。虽然适应不良的行为模式来源于过去，但对它的纠正却没有比此时此地的最直接的关系——病人与治疗师之间的关系，更好的了。

另一个基本的假设有助于我们理解治疗师－病人的关系如何改变适应不良的人际模式。治疗师假设病人在一个充满信任的、自如的环境中时，能够很快就在跟治疗师的关系中体现出他的人际困难。如果在跟别人交往时，他表现得傲慢，自视过高，自我埋没，极度怀疑，诱惑人，剥削，疏离，害怕亲密，蔑视人或者其他种种不合适的方式，那么他也将跟治疗师如此发生联系。治疗与治疗师的舞台成为社会舞台的一个缩影。不必要问历史，不必要让病人描述人际行为，迟早那整个的灾难性的行为将在治疗师和病人眼前展开。

一旦病人的人际行为在治疗师的办公室里得以重演，治疗师就开始用各种方法来帮助病人观察自己。所以对治疗师－病人关系的此时此地的关注有着双重性：首先，在这份体验中，治疗师和病人开始在一种令人好奇又似非而是的拥抱中得以连接，既是假的又是深切真实的。随后，治疗师尽可能巧妙地转换这种状态，让自己和病人变成他们正上演这出戏剧的观察者。这样就又进入了连续性的情感的重演以及对此重演的反思，这两步都是很关键的。重演而没有反思就沦为又一次情感体验，而情感体验在我们生活中不断发生着，不能导致任何变化。另一方面，只反思而没有情感体验则变成了一种空的智力性的联系，我们都知道病人——医源性的木乃伊们，都深具领悟和自我意识，却绝不可能有自发的活动。

一旦自我反省的环路得以建立，病人就可以见证自己的行为，治疗师帮助他认识自身行为对自己和他人的影响。这样做了之后，真正的治疗开始了，病人必定迟早会问自己："我对此满意吗？我想继续保持这个样子吗？"任何一种治疗最终都指向这个决定，病人和治疗师必须在那里逗留一直到改变发生时所需要的能量补给的到来：意志。我们做着一些微弱的尝试，以加快意志的发展。

374

总的来说，我们跟反意志力作着对抗，试图表明对行为改变所预期的危险只是空想而已。然而，我们的努力大多是无力而间接的，我们总是表演着一些仪式，或保持恭敬，或只是咬牙等待意志从它所栖的那广大的黑暗中浮起。

然而我所描述的治疗的大厦还需要有支持的栋梁，不然，整个建筑都会倒塌。在不受干扰的心理治疗中所发生的改变必须能够被延伸到治疗外。治疗是一个时装表演的彩排，病人必须将他跟治疗师之间的新的行为方式转移到外面的世界，转移到他生活中真正重要的人身上去。如果做不到这样，那么他还没有改变，他仅仅学会了如何礼貌周全地做个病人，而必须无限制地留在分析中。

我所列出的流程图只是实验室里的蒸汽。心理治疗绝不会像钢架眼镜那样冷冷的、客观的、片面追求效率的，它需要的是一个深刻的人性体验——从非人性机械的过程中出来的都不能是有生命的东西。没有什么是那么利落的，比起那个流程图，实际上的治疗无法这样设计，也没有这么简单，它是个更加自发的过程。时常治疗师并不知道他在做什么，时有困惑，甚至疯狂占了上风。那些阶段没有明显的划分，也很少是按一定顺序展开的。心理治疗是一种循环治疗，因为治疗师和病人一起摇摇晃晃沿着螺旋梯缓慢而上。

在回顾了人际心理治疗的大致的理论原则后，我可以来描述一下我对金妮人际关系中的病态的初步印象，以及我想如何帮助她。金妮最基本的人际态度是自我埋没。当然，我们有很多接近他人的方式：有些人努力地要控制权，有些人对别人喝彩或尊敬，还有些人期盼自由和逃避。金妮从他人那里追求一种原始的商品——爱，并不惜代价。

这个基本的人际态度对她内在的生活和外在的行为有着广泛的影响。它支配着她在自己身上培养什么，压抑什么，害怕什么，享受什么，是什么让她骄傲，又是什么让她羞耻。她努力地培养着一切她认为让她更可爱的特征。她培养着女主人的那部分特质，她的唧唧喳喳逗人的机制，她的慷慨，她的无私。她将那些会掩盖这些美德的特征给压抑了：她的权利很少被认可，更不被尊重——它们被牺牲在自我埋没的祭坛上了；愤怒、贪婪、自我肯定、独立和个人欲望都被当作是对爱的破坏——一切都被驱逐到脑海中最远的角落里去了。它们只在冲动的、毫无缘由的爆发中浮现或在幻想和梦中乔装打扮地出现。

她怕失去爱甚于一切，并且生活在不能取悦于别人的恐惧中。她对失去卡尔的爱的危险极度惊恐，跟一个年幼的孩子失去亲人的恐惧没什么不同。她永不停止地逼自己去变得更好、更无私、更讨人喜欢。她不允许有个人的愉悦。如果她写作顺利或享受了性或者只是身体健康，另一个自行鞭笞的自我就会出来唱对台戏——罪恶感（并导致麻痹），如因写得太琐屑或太简短而感到内疚，用讽刺或自我意识来窒息高潮的到来，承认自己懒散而毒害了她的健康。

金妮在人际交往中的病态并非难以觉察；当我刚开始跟她工作时就很清醒地意识到了它们以及它们对她的成长可能有的后果。治疗初期，我努力将我的观察告诉给她。我很想谈两件事情：(1)你对爱的狂热追求是荒唐的；那个久远时代的行为的冰片穿越时空进入了现在，跟你如今的成年人生活不相称。你对爱被收回的恐惧，虽然在婴儿期的时候是合适的，但对现在的你不合理；你无需那些令人窒息的营养。(2)你的要求不仅不合理，而且还悲剧性地打击着你的自我。你不可能通过孩子似的惊恐和自我埋没来稳固一份成人的爱。古代中国的父母为了女儿能嫁个好人家，在她们很小的时候就狠心地缠足。你对自己所做的更为暴力。你窒息了那个你可以成为的人，你过早地将自己埋入坟墓。你为平日里的那些痛苦和失败而受罪，然而在这一切之后隐藏着更大的痛苦，因为你知道你对自己做了什么。

但文字是无法表达这些的。我要经由治疗来以无数种方式无数次地告诉你这些。

我计划着要跟金妮很亲近，去鼓励她在跟我的关系中重新体验这些久远的、不合理的需要：她的无助感，她对我的需要，她对我收回我的爱的害怕，她觉得只有通过自我牺牲和自我毁灭才能保住我，她又确信如果她如成人般行事就会被抛弃。我希望我们可以隔一段时间和距离来看我们的体验，那样金妮不仅能理解她跟我交往的模式，也可以理解它们的局限和对她的伤害。一旦我和金妮建立起强大的关系，一旦金妮建立起自我反省的态度，我希望证实给她看，她是有能力跟我建立一种更丰富、更成人化的关系的。事实上，我希望金妮不仅会开始对她现在的需要层次感到越来越不满意，不仅会渴望改变，而且会考虑到改变是一种切实的可能。我预见到很多策略，但我的基本策略是以任何可能的方式来对抗那些窒息她愿望的力量。譬如，金妮很少允许她的愿望表露，因为她害怕那会是白热化的怒气，会导致失控，招致别人全面的反击和拒绝。我支持和鼓励任何一点自我肯定的表现，以向她证明她的那些担心只是她想象出来的而已，并帮她一步一步地改变她的愿望，并由意志转为行动。

书写和交换报告这个计划在很多方面吸引着我。首先，最简单的，这逼迫着金妮去写作。她已经有几个月写不出什么来了。我知道我所处的立场暗藏着危险，需要小心翼翼地站在能从写作中得到满足的那个金妮一边。我必须避免将金妮当作一个不可少的宝藏，里面有着一份巨大的令人垂涎的礼物，但却了无生气。

这种形式还有更微妙的含意：那会强化金妮对此时此地所发生的一切的自我反省。在金妮和我之间并不缺少情感，事实上，我常发现自己试图从包围着我们的情感旋涡中挣脱出来。阅读和书写报告可以帮助金妮（还有我）更清晰地看待问题，将她自己从风暴的中心拉出来，观察并理解她跟我在一起时的行为。

这些记录同时也是我们两个自我暴露的练习。我希望金妮在孤独中能够给那部分被窒息的自我以生机。我则打算在记录中更多地表露自己，在治疗中，出于个人的虚荣或职业上的谨慎，我不能这样做。我特别希望金妮能够通过了解我的弱点、我的疑虑、我的迷惑和沮丧，来调整她对我不切实际的过高评价。她那孩子气的满带惊奇仰望着我的目光让我觉得无助和孤独。我希望她能知道。

我希望她能爬出那个古老的溪谷，看着我，触摸我，跟我面对面地讲话。如果她能那样做，如果我能展现出我可以接受她那样做，那么我真诚地欢迎她那些隐藏着的部分，当它们一个接一个地透过她那自我埋没的网格探出怯生生的脑袋时，我就知道我可以帮助她成长。

阅读金妮和我的文字丰富了我的经历，很少有心理治疗师能有机会这般细致地从两个角度来回顾整个的治疗过程。很多事让我惊讶。我想先谈谈金妮和我之间的一些不同的看法。通常她喜欢治疗的某一部分，而我则更看重一小时中别的部分。我自豪地强调某个解释，而金妮为了让我高兴或为了更快地转到另一些重要的方面，她便"接受"我的解释。为了让我们转到"工作方面"，我满足她对忠告、建议、规劝或告诫的默默的需求。我很看重那些周到的澄清，我只需轻轻一点，就可以将很多貌似不相关的事实理清了。她很少承认，更不认为我的努力工作有何价值，相反她更多地从我那些简单的、人性的行为中获益。读她的讽刺诗文时我咯咯地笑，我对她衣着的注意，我说她丰满了，当我们作角色扮演时我逗她等。

洛森克拉兹与吉尔德斯登这个类比对我很重要。治疗师是很多同时上演的不同戏剧中的主角,这是治疗师最终最可怕的秘密。加之,哪怕假装是最全面的自我暴露,这依旧是个无法被分享的秘密。这个类比惟妙惟肖地表达出了心理治疗的很多似是而非之处。我们的关系是一种深刻和真实的,但是被无菌包装过的:我们在50分钟里见面,她从诊所的商务办公室里接到电脑文件通知;同样的房间,同样的椅子,同样的位置。我们对彼此都意味着很多,但我们只是服装彩排中的角色。我们对彼此深切关注,但时间一到,我们就消失,当我们的工作完成,我们就再也不会见面了。

我暗示金妮,我们应该力保平等。但我们的报告本身就显示出我们本质上的隔阂与不同。我写给第三人称的"金妮",而她则写给第二人称的"你"。虽然文字是安全而隐蔽的,但我也无法如我期待金妮那般展示我自己。对金妮来说,来见我是她一周的核心,而她只是我在某一天见的病人之一。我通常能够全神贯注,但有时我无法忘记跟其他病人之间上演的那一幕。我期望她能够接纳我,让我成为她的一切,但大部分时间里,她只存在于我大脑的某一局部而已。如何才能不这样呢?每次将一切都交给所有的人,但什么都不给自己留下。

虽然报告中有很多不同的技术,但是我不觉得我跟金妮之间的治疗是以技术为导向的。相反,那些特定的技术全都服务于上述我描写的理论框架。虽然我并不想剖析这些技术,但我还是想说明一下,我将回顾一下这些技术,并讨论我之所以应用它们的理由。

我应用的主要技术分成三大类：（1）解释性的；（2）存在性的；（3）激活性的（我是指激励、建议、表白和忏悔、伴侣治疗中的角色扮演、行为矫正和自信性训练）。

解释是一种启发。我们的很多行为都是由我们不曾意识到的力量所控制的。你甚至可以将精神疾病定义为在无意识力量支配下的疾病。而心理治疗，如我跟金妮之间进行的那样，是要去照亮那些黑暗——应用智慧之光去将无意识里的内容重新成为可探究的心理领域。解释的过程是帮助金妮更主动、更努力地掌握她生活的一部分。

我做了哪些解释呢？我希望看到哪些"领悟"呢？解释、领悟和无意识通常被认为只跟遥远的过去有关。确实，弗洛伊德一直到生命结束都认为成功的治疗有赖于对早年生活的彻底重建，正是这些早年的生活形成了个人的精神装备，并存在于无意识中。但在我跟金妮的工作中，我并没有试图去挖掘过去，我想方设法地避免这样做，当她试图往后看的时候，我指责她是在"抵抗"我的努力。

我想帮助金妮去探究她的无意识（因为它囚禁了她），但我不想探究过去。这矛盾吗？我将无意识看成是有两个坐标的一个抽象概念：一个是垂直的，时间性的坐标，一个是水平的，与历史无关的横截面的坐标。这个垂直的时间性坐标向后延伸至过去，向前延伸至将来。这个时间历史性、发展性的坐标是一个熟悉的概念。很少有人会不同意发生在遥远的过去事件，或久被遗忘和压抑的事件，影响着我们的人格结构的形成，并控制着我们大部分的行为。不甚明显的是，我们同时还被那些"尚未"发生的事情——我们对将来的投射的影响。我们为自己订下目标，我们最终希望别人如何看待我们，因为死亡的不可避免而导致的对生命的看法，我们的那些被永远记住的渴望，所有各种各样的象征性的形式以确保我们对不朽的需求。可能一切都在我们的意识之外，一切都会深深地影响我们的内在生活和外在行为。我们同时被将来和宿命的过去这两块磁石所拉扯着。

我的解释集中在无意识的这个水平性、非历史性的坐标上。在任何一个时刻，我们都受着意识之外的一层又一层的力量所操纵，金妮受着她理想化的形象的影响，受着自尊系统的影响，这个系统决定着她珍惜哪些又想压抑哪些，受着她对爱的不合理的需求的影响，她还认为自我肯定是邪恶和危险的，这一切都影响着金妮的行为和情感。当然，你可以说这些无意识的非历史性的力量同样是由过去的经历所形成的。但这不是关键，在治疗的努力中，时间性的原因并非关键的参照。考古性的挖掘，根源的考究，原始的起因——这都是些有趣的问题，但并不等同于治疗的过程，但也并非完全无关。理智上的追求常常满足着治疗师自身的兴趣和热情；它也结合了病人的需要，病人需要跟治疗师在足够长的时间里建立起治疗关系，正是这份关系鼓动着病人去改变。我也很喜欢挖掘，但是，如果可以的话，我将试图将我的好奇心搁置，而去关注当下，那些影响着金妮的想法、感觉和行为的很多层的意识或无意识的力量。

　　我的很多解释性的工作都是围绕着"移情"——金妮跟我的不现实的关系——展开的。我没有抽象地讨论她如何不愿意坚持自己的权利或她无法表达她的怒气，我试图从金妮跟我的接触中来验证这些困难。因而，我不厌其烦地要金妮表达对我的所有的感情。我的首要任务是帮助她识别她的情感并表达它们。她否认对我有什么强烈的情感，但在来见我的前一晚无法入睡并满是惊恐。治疗前后，她都会有偏头痛，或者在来我办公室的路上呕吐。当我取消治疗时，她没有任何反应，但会在下一次治疗时错过或迟到或立即陷入抑郁来惩罚我（通过内疚）的不周到。而她幻想中的生活是最丰富的矿藏：卡尔离开她，我带她去林中的小屋，我照顾她，喂她，派我的助理去跟她玩性游戏。虽然她否认这些，但这些是她的幻想，所以也是她的愿望；我尽我所能地追究着这些。我坚持不懈地对她在我面前的行为提出质问，并鼓励她在我面前冒一定的险。为什么她无法不同意我呢？为什么无法问我任何问题？为什么要为了我而穿得富有吸引力？为什么无法对我表达她的失望、生气，告诉我她很在乎我？等会儿我会谈到行为改变作为主要的技术，这里我用行为技术来帮助我进行解释。通过鼓励她敢于做一些她害怕的事情，我希望能够让她觉察到那些对立的、令人害怕的无意识之力。

　　所以我做解释：先是帮助她找回那些被推到无意识中去的情感，然后，提示她大体上的行为模式，接着帮助她理解无意识的力量如何支配着她的行为方式。

然而，领悟，哪怕是最完美的启示，都是不够的，变化还得需要意志指导下的行动。先前我触及意志难以琢磨的本质，不管通过怎样的途径，所有的技术的最终目的都是想唤醒和强化意志——去改变、去成长的意志，对金妮来说是去拥有意志的意志。这些解释性技术通常是让意志复苏的第一步，首先我们要帮助个人对裹挟着他的生活之流有意识。一些不移动的物体——一棵树，一座房子，一个地窖，一个治疗师——可以帮助一个朝圣的病人知道他在移动，但并非出于他的意志。一旦这个生活之流的存在得到了理解，通过思辨，病人就能在帮助下去估计这个生活之流的力量与本质。这样他对意志的缺乏和取而代之的外力的情形都有了了解。知识为最终的胜利的第一步。

存在性和激发性的技术在意志的发展和成熟中提供了进一步的帮助。存在性技术激发着发芽的过程，而激发性的技术则是哄着植物的卷须破土成长。首先来看"存在性"技术。我将它们置于双引号之中，并将小心翼翼地运用它。因为它已经变得很深奥、很庸俗化了。如同古老的法官用的木槌或是学院里教授穿的长袍，这个词被用于任何需要尊严的场合，所以我将努力保持精确。"存在性"对我来说是一种活力论，而非宿命论或简化论，是一种以存在为名，集中于存在、偶然性、生活的意识和目的、意志、决定和选择、义务、生活的态度和观点的改变等方面的方法。没有一套标准的存在性的技术；相反，从定义上来看，这个方法本来就不是以方法为导向的。为了便于讨论，我将我运用的任何让金妮能够朝这些方面思考的技术都称为"存在性技术"。

这种方法跟发展"意识"有何关系呢？不得不承认，这种关系很不明晰，也不系统。我试着通过解释来排除通往意志之路的障碍，去削弱反意志。我无法用一种简单有条理的方法来描述这种努力。我只能说我给土壤施肥，我为意志的诞生提供了装备。

我试了很多的方法来哄、来催、来逼迫金妮去辨识她那些尚未诞生的意志在子宫里的踢腾。我反复地提醒她，在她的未来中既有声音也有选择，她对自己负有责任，她给别人定义她的权利，但哪怕是这种行为也是有选择性的，并非她想的那样无助。我用不同的方法来挑战她对生活的看法。她难道不能从生活的长远的角度来看待当下的困境吗？什么是金妮的本质，什么又是她的外表呢？那些外在的、会过去的、在她生命结束的时候变得毫无意义的斑点？未来如何？10年后她依旧想待在一个无爱的、赤贫的关系中吗？只因为她不敢说，不敢行动？死亡又如何？对死亡的了解也无法让她从那些根本不重要的事件中得到解脱吗？我责备她或试图让她震惊。"你会在你的墓碑上写什么？""这里埋着金妮，在弗拉德先生的外语课上不及格"。这对你的生活有足够的意义吗？如果没有，那就做点什么，去超越它。确实，日常生活是会消耗能量的，但只有当你对整个生活失去了展望的时间，只有当你真正相信这些事对你的存在很关键的时候，它们才会淹没你的意志。"你可以凭自己的智谋来让它们消失。你会知道，只要你倾听自己，深深地关注自己，那些事件和你对它们的反应都是你的奴仆——是你制造了这个世界、这些事件和这些反应。它们的存在完全仰赖于你。""什么都不会发生，什么都不存在，直到你创造了它。那么一件事或一个人又如何能控制得了你呢?"……"是你的意志力创造了它们，你给了它们控制你的力量，而你可以将那个力量拿走，因为那是属于你的。一切都出自你的意志。"

我有时觉得我是在金妮的锡皮屋顶上下着的雨，我其实想倾盆而下，在同一时间里从四面八方洒下雨幕。我想将她淋个透湿。但我必须克制，以防我会建立一种神经吻合，以致金妮会遵从我的每一个意愿。一个心理治疗中的循环论证:按照我建议的做，但要为你自己做!

除了"解释性"和"存在性"技术外，在我跟金妮的治疗中，还有第三个重要的方面。我称之为"激活性"技术，但可以有别的很多称谓:行为矫正、行为控制、脱敏、去条件化等。描述这部分工作并不能给我带来愉悦或骄傲。这有点贬低了我和金妮。对金妮来说，她失去了尊严，变成了一样东西，一个需要我来矫正其行为的客体。然而有那么些人会宣称金妮身上发生的任何变化恰恰主要借助这些技术发生的。他们能搜集到的论点也将是颇具说服力的。

所以我们必须来谈一谈它。行为治疗是建立在学习理论基础上的一种方法。比起建立在本能基础上的精神分析显得更机械，它忽略领悟、自我了解、意识和意义——凡构成我们人的根本的东西。这并非是一个故意的去人性化的阴谋，而是行为主义学家声称，这些东西跟改变这个过程没有很大的关系。人类的学习，跟低等生物一样，是遵循一些明确的、可以量化的过程的：操作性条件反射（奖励，消除，或对某些行为的惩罚）；示范（模仿一些重要的个体）；经典性条件反射（一个关键性刺激与中性事件在时间和空间上的接近）；主动的尝试－错误而非被动的、接受性的态度。心理病理是习得的适应不良和僵化的行为，而心理治疗是对旧行为的去学习化和学习新行为的过程，一切都严格按照学习理论来进行。

为了说明这些技术，我们来大致地看一看它们的应用。想象有一个病人，有着单一局限的问题：对蛇的不合理的害怕。同时想象，由于他是个花匠，这个症状损害了他的职业功能，因而他寻求治疗的动机很强。一个行为治疗师会逐渐地将病人暴露给那些他所害怕的刺激，并让他处于一定的焦虑情境中。而深度的肌肉放松可以阻碍高强度焦虑的发展。所以，当处于一种深度的肌肉放松状态中时，通常通过催眠来达到，治疗师让病人看一张蛇的图片，接着可能让病人想象在一百尺外有一条蛇；然后更接近些，再看蛇的图片；在几小时后，去看真的蛇；最后很可能用手去摆弄它。这个原理是简单的：暴露在一个原先认为是危险的刺激面前，而当时的情境是如此的安全以至抑制了害怕反应。如此反复很多次，那么刺激－害怕这个关联就会消失，而在实验室或治疗室里新的学习将被迁移到日常环境中去。模仿学习也是值得鼓励的。譬如治疗师可以和病人一起在很繁茂的草地上走路，或当着病人的面摆弄一条蛇。

我用这么基本的一个框架来解说过分地简化了这个过程，但在这里却已经足够了。看，在我跟金妮的工作中我运用了这么多的学习理论和技术。她对自我肯定有着不合理的担忧（也可以是恐惧）。她表现得仿佛一旦她坚持她的权利或表达愤怒或只是表达一个不同的观点，灾难就会发生。

我们的关系就是我们的实验室。我试图建立一个充满信任、接纳、不评判、彼此尊重的环境，在这种环境中那些害怕反应将受到抑制。接着，我将金妮暴露到了她所害怕的刺激中，鼓励她逐步地在我面前自我肯定。这种鼓励有很多种形式，从哄、劝告、说服到模仿设置、要求和最后通牒。有时我是个轻松嬉戏、哄着她的叔叔；有时我是个坚持不懈的苏格拉底式的牛虻；或是一个板着脸要求很多的导演；或是拳击赛中的替补，在拳击场一角的柱子后面，不屈不挠地鼓励着金妮。我希望她能够浮现出来，能够反对我，跟我生气，要求我准时或约一个对她更合适的时间，表达对我的失望。我将话塞进她的嘴里："如果我是你，我会觉得……"我欢迎自我肯定的出现，哪怕缓慢而微弱（你必须强化它）。接下来的任务是将这些东西转移并推广到生活中。我接着就鼓励她跟卡尔做些小的尝试。我扮演卡尔，排练着一些想象中可能出现的微小的对质，从汽油费、家务活到做爱的前戏。

每一个自我肯定的尝试都被强化了，我的接受强化了它，而且想象中的灾难没有出现也强化了它。到目前为止，在我办公室这个安全的设置中，每一个危险的举动都变得安全了一些。然后就是要往前迈出一大步——我们跟卡尔的会面。当然这可能是危险的，但我在场时发生对质要少一点危险。

对害怕自我肯定来说，这当中的行为矫正要比脱敏多得多。在很多方面，金妮无法做"她自己"。她只能通过表演来得到接受或爱，她无法说出她的绝望，无法说出她对崩溃的恐惧，无法说出她那深深的空虚感，无法说出她的爱。我让她给我看所有这一切。我说，试着相信我吧，我会跟你在一起、倾听你，并完完全全地接受你。

这样来看治疗的话，它就像是一场细致的安排好的服装表演，一种去恐惧的练习，一种旨在让自己变得无足轻重、令自我消失的行业。当然它还拒绝自身的命运。这个框架散落了，演员开始表现自己，导演拒绝一直担当行为工程师。

※　※　※

有关我跟金妮的心理治疗的理论、技术和理由就谈到这里。我已经尽可能地谈了这么多。那么作为治疗师，我，那个戏剧中另一个演员又如何呢？在我办公室里，我藏在我的职称、解释、弗洛伊德式的胡子、洞穿一切的凝视以及极度有用的姿态背后；在这本书里，我则藏在我的说明、我的词汇、我的报告文学和纯文学似的努力背后。但这次我走得太远了。如果我还步态优雅地从那不受干扰的圣地里出来的话，我几乎能肯定那些读我这本书的分析师同事们要将我拖出来了。

问题当然在于反移情。基于对我不切实际的评估，在我们一起的时间里，金妮跟我的交往常常表现得不太合理。但我跟她的关系呢？我自己的无意识或有一点点意识到的，需要在多大程度上支配我对金妮的看法以及我的行为呢？

说她是病人我是治疗师不全正确。我第一次有此发现是在几年前的伦敦。那时我在那里度假。我对我的时间没什么安排，除了写一本有关小组治疗的书外，我别无计划，但那显然是不够的，我变得抑郁，不安，最终安排见两个病人——更多的是为了我的原因。谁是病人，谁是治疗师呢？我比他们更苦恼。我觉得我从这共同的工作中得到的要比他们得到的多。

我从事这样的工作已经有15年了。治疗成了我自我形象的核心部分；它为我提供了意义、勤奋、骄傲和成就。所以，金妮允许我帮助她，实际上帮了我，但我要帮助她很多很多。我是皮格马利翁，她是嘉拉蒂，我必须改变她，在别人失败之处成功，并要在一段短得惊人的时间里成功。（虽然这本书看上去很长，而60个小时的治疗相对来说是比较短的。）奇迹的创造者。是的，我想拥有那个头衔，这个需要在治疗中打破沉默：我不断地向她施加压力，当她休息或调整了几个小时后，我就不停地当场告诉她我的困惑。"好起来，"我对她喊，"为你自己好起来，不要为了你母亲或卡尔——为了你自己好起来。"但是，我同时还非常轻柔地说："为我好起来，帮助我成为一个医治者、一个拯救者、一个奇迹的创造者。"她听到了吗？我自己也几乎没听到。

还有另一个证据表明这个治疗是为了我。我变成了金妮并治疗着自己。她是我一直想成为的作家。我从阅读她的文字中所获得的语言超越了纯粹的美学欣赏。我竭力地去开启她，也开启自己。多少次在治疗中我回到了25年前的高中英文课堂，回到那个衰老的戴维斯小姐大声朗读着我的作文，回到那令人窘迫的写满诗句的笔记本，那从未诞生的托玛斯·沃尔夫式的小说。她将我带回到了一个交叉路口，一个我自己从不敢选择的路。我试着通过她来走上那条路。"如果金妮能够更深刻些，"我对自己说，"她为什么要对讽刺剧或模仿式的滑稽作品感到满足呢？如果我有那样的才能，我该写些什么呢？"她听见我说的了吗？

医治者–病人，拯救者，皮格马利翁，奇迹的创造者，一个尚未成功的伟大作家。对，所有这一切。还有更多。金妮对我形成了一份很强的正性移情。她高估了我的智慧和能力。她爱上了我。我试图围绕着一种有利于治疗的方法，针对移情工作，去"修通"它。但我也必须跟自己对着干。我想表现得智慧而无所不能。一个很有吸引力的女子爱上我对我很重要。所以在我的办公室里，其实有很多病人坐在那些椅子里。我对抗着一部分的自我，试图跟某一部分的金妮结成联盟来反对另一部分。我必须不间断地监察自己。有多少次我默默地问自己："那是为了我还是为了金妮？"

我常常会发现自己正在或将要卷入一种诱惑中，而这除了培养金妮对我的赞美外，对她别无用处。而又有多少次我巧妙地躲避了自己警惕的目光？

我变得对金妮很重要，远远超过了她对我的重要性。这对每个病人都一样，难道可以是不一样的吗？一个病人只有一个治疗师，而一个治疗师有很多病人。所以在一周的其他时间里，金妮梦见我，会在想象中跟我进行对话（就像我曾经跟我的分析师一样，年迈的奥莉芙·史密斯——保佑她坚强的心），或者想象我就在她边上观察着她的一举一动。但金妮却很少进入我的幻想。在治疗间隙，我并不想她，我从未梦见过她。但我知道我深深地关切着她。我不允许自己了解自己的全部情感，所以必须笨拙地将这些事轻描淡写。但有很多的线索：我对卡尔的妒嫉，金妮不来治疗时我的失落，当我们在一起时我温馨舒适的感觉（"温馨"、"舒适"是挺好的字眼——没有明显的性的感觉但也绝非不食人间烟火）。所有这些都是不言而喻的，我预料到并认识到了它们，但我没预料到的是当我的妻子进入我和金妮的关系中时，我的情感上的爆发。前面我描述了治疗结束后在加州的一次社交性会面。当金妮离开的时候，我变得很郁闷，非常的不安，当我妻子邀请我谈谈这次会面时，我绷着脸厌烦地拒绝了。虽然我跟金妮电话里的交谈通常是很短的，并完全是职业性的，但是我对我妻子的在场还是感到了不自在，甚至有可能我含含糊糊地邀请我的妻子加入我们的关系是为了帮助我对付我的反移情。（但我不确定；我的妻子主要是帮我编辑这本书。）如果有人总结说我其实正跟金妮处于一桩高度升华了的情事中，那么所有这些反应都将变得很容易解释了。

金妮对我的正性移情从很多方面让治疗变得复杂了。前面我写过她在治疗中主要是为了跟我在一起。变好则意味着再见。"所以她就在那片广大的无私的荒原里流连，不至于好得会失去我，也不至于病重得令我太困惑而失去我。"我呢？我做了什么以防止金妮离开我呢？这本书确保金妮永远不会变成那些旧的预约簿里被遗忘的名字或是磁带上那些失落了的声音。从现实和象征两个方面，我们打败了治疗的结束。如果说我们的情事在这共同的工作中体现得尽善尽美是否过分呢？

然后还有洛莎瑞厄(英俊的诱惑者)、情人，可以加在医治者－病人、拯救者、皮格马利翁、尚未诞生的作家这长长的名单上，当然还有更多我自己没能看到的。移情一直存在着，如同一层薄薄的面纱，我试图通过它来看金妮。我尽我最大的努力与之较量，我透过它凝望着，我尽最大的可能拒绝它成为我们工作的阻碍。我知道我并非总是成功的，我也并不确信对我不合理的一面、我的需要和愿望的全盘抑制会对治疗有好处；移情就这样以一种令人困惑的方式为我们提供了能量和人性，使得我们的冒险成功了。

治疗成功吗？金妮体验到了实质性的改变吗？或者我们是否看到了"移情性治愈"还是她只是学会了如何在如今已经内化了的亚隆医生面前表现得不同，知道如何安慰和取悦他？读者必须自己做判断。我对我们的工作感到满意并对金妮的进步抱以乐观的态度。依旧还有一些冲突的地方，但我对此可以泰然处之。因为我很早就不觉得治疗师需要做一切。重要的是，金妮已经被解冻了，可以开放地接受新的体验。我对她继续改变充满了信心，而我的这个观点在很多客观的事实中得到证实。

现在她已经结束了跟卡尔的关系，回过头去看，这段关系对他们两个的成长都产生了阻碍；她积极地写作，并第一次在一个需要担当很多责任并富有挑战性的工作中发挥得很好（与操场上的工人和举着小牌子的交通员太不同了）；她建立了一个社交圈子并跟新的男友保持着令人满意的关系。晚间的恐惧、有关崩溃的噩梦、偏头痛、僵化的自我意识和自我埋没统统都消失了。

然而这些可观察和可测量的结果我已经满意了。当我承认这些时，我有点畏缩。因为我的职业生涯的大部分时间都交给了对心理治疗疗效的严格、量化的研究。这是一个难以接受，但更难消除的谬论。心理治疗的艺术对我来说有着双重的意义："艺术"在于心理治疗的进行需要用到并非从科学原理推导出来的直觉；"艺术"以济慈 * 看来，总是超越客观分析来建立它自己的真实。真实就是金妮和我一起体验到的美。我们彼此了解，深情地触摸对方，共享了那些并不能常有的极好的时光。

1974年3月1日

---

* John Keats，1795—1821，杰出的英诗作家之一，也是浪漫派的主要成员。——译者注

金妮的后记

　　卡尔和我在一个新地方生活了8个月，但极少有个人的沟通。我的世界变得越来越小了。卡尔会出去旅行，他找到了志同道合的朋友。可他仿佛生活在别处，远离我们的房子。偶尔，我们那些相似的感觉、幽默感和晚餐才会让我们走到一起。虽然我们在一起的时间很多，却好像是没有生命力的东西——如同旅店大堂里放着的一把椅子和一张沙发。如果我不问，卡尔不会跟我讲任何有关他一天的生活或者给予我任何东西。他甚至绝口不提他的那些美妙的责任——他一天里发生的长长的故事。因为我一整天哪儿都没去，我的对话也好像不知出处。我害怕，而卡尔也一定感觉到了我思想上的幽闭、恐怖和我的紧张。

我的边界正变得越来越小了，但我觉得一切都是重复——我好像一遍又一遍地重复着我某一部分的生活，永远都无法走出它。我微微地继续爱着我的男人，渐渐地在遗忘中失去他。我依旧没有工作，就是自由撰稿；我的修行只是季节性的（当天气温和可爱，我就朝孩子一般的生存状态出发）。而日子很快地就老了，然后显得又长又不吉祥。我活得像是一个饱经风霜的梦者，由于我的生活范围就跟一块毯子那么大而感到羞耻和抱歉。时间在我身上日日夜夜地累积着。

我对生活反感。以前，每个早晨，我都很快地醒来，充满生机，如同一个等着劳作的农场工人，但近来我总梦想着要挤光我自己的血，不想再继续下去了。那个我似乎经常光顾的边缘，渐渐地变成了一堵墙。我用我的幻想，对写作、离开、坚强地独自生活等反抗着，在静默中编着永不中断的对话，用我跟卡尔的爱，并在他睡着了时候，将它拖进我晚间的更饱满的梦中。与此同时，我在真实世界里的真实声音越发地微弱了。

卡尔和我好像很快就放弃了嬉闹和调情。没有期待。你感到厌倦了或准备好离开，听着钟的滴答声。卡尔和我确实像是时钟装置。

并不总是那样的。亚隆医生真的给了我们对彼此的慷慨和希望。还在加州，当卡尔还没有一份工作，没有工资，要为生存而挣扎的时候，他曾经常去图书馆，并尝试写作。当他带回一页他的成果（或小的胜利）的时候，他读给我听。他的成果中没有我的影子，或只有一点点涉及我，我在他的生活中没有任何位置。（在一起度过了两年之后。）这伤害了我，我跟他谈起这些。虽然我把泪咽下了，我没有暴露出我想说的话，但是我想成为他生活的一部分，而不仅仅是分担了几年的房租。我想要的是跟他一起时那些每天都在变化的东西，那些他会想到的关切的东西，而不仅仅是他搬家时才记起的行李袋。

因为我们有过共同度过的时光——他，他的写作；我，我的痛苦——他答应我好日子就在前头，你知道，我相信它们确实在前头等着我。无论如何至少有一个很好的夜晚在前头，那个晚上，我们在一个绿色的毡毛毯上玩"撒谎者的骰子"的游戏，我赢了。在11点半的时候，我们吃了第二顿晚餐，一起抽了烟，喝了酸奶，听了音乐。我们长久地抚摸对方并做了爱，我响应着，感觉美好极了。但在意识的一边待久了之后，我又开始感伤，感伤只是个委婉的说法。我从未能够通过完全地放松或忘却来打破那个模式。我苦恼地想着："我多么可笑，总是处身边缘。"我的头脑绝对昏沉沉的，不愿给身体同意书。当我跟卡尔做爱和生活的时候，我无法从总是出没在我思想中的脚踏车上下来，我万念穿心，心思无法简净。

日子过得越来越糟、越来越不经意了。我没有留下任何时间给那些需要我自身能力的目的或目标。我选择做沙漠里的一条蜥蜴，对阳光很满意。只是我有着人的神经和智力。我一直半开玩笑半严肃地活着，萎缩着。晚间的惊恐越来越厉害了，一直持续到早晨。我的思维践踏着我的身体。我无数次牺牲着，一直躺到天亮收拾起我的感情，然后我受伤的身体才会离开。我确定这些惊恐是因为我和卡尔之间没有希望，以及了解到很快我就会被抛弃所引起的。（如果在这些时候用戏法将亚隆医生变出来的话，那么我只是将他置于我的情节剧中而已。）

即使是卡尔那指责评价的部分都萎缩消失了，他仍对我视而不见。由于亚隆医生，我能够在一些实际的事情上跟他回嘴，坚持自己，但我却无法强求感情。我无法问他我们的将来如何。正如约翰·普莱尼*所言："如果你也知道答案的话，问题就不再是问题了。"我很害怕，卡尔感觉到我的紧张。但我觉得是真相让我紧张。当你是两人关系中唯一投入的那个人时，你必须处置所有的感性。卡尔那边没有任何的直觉。是我在制造那些情歌和激励的话。整夜的偎依和错过。只有他无意识的时候，我才能在晚间亲近他。

我猜我已经记不清卡尔是谁了。他在屋里没有留下什么值得跟随的印迹。它们都跟工作相关，就是没有给予。在情趣、交谈、游戏和潜在的敏感方面，他跟任何别的人一样棒，但他将他的罗盘弄得可怕的狭窄，硬生生地将有些方向给切掉了。而我跟随着，想让我们的生活轻松明快些，不让自己去冲击他，影响他。

我像是一个有着冷酷的继父的贫苦孩子，情况有些可笑。我正站起来让位置给他，而他却在下一站就要下车了。

---

* John Prine，活跃于20世纪70年代的美国乡村歌手和作词家。——译者注

终于，绝望中，我无法独自消受我的沉默和对我们共同生活的抵抗了，我说："卡尔，我们相处得一点都不好。"而他说，"我知道，我想走，我被耗光了。"第二天的晚上他走了。

※ ※ ※

卡尔走了。但我的生活并不是在这一天破碎的，这一天只是一个悠长而尖利的哭喊的回声。我害怕极了。我寝食难安。我试着将那些简单的需要、依赖和工具跟对卡尔真正的情感和爱区分开来。收音机，电视，书，他的；加上沉默，贪婪，笑，搭车。我试图找出那些不掺杂需要与厌恶的、对卡尔真诚的感情，并努力感受我自己的存在。

卡尔的存在依旧是有关于我的——他的名字听起来依旧熟悉，并没有走远，并非事隔经年。我依旧引用他的话，了解他的欲望和憎恶。我相信卡尔并不仅仅是个坏习惯。学钢琴是个习惯。习琴7年后，我将之放弃了——没有眼泪。卡尔的离去有时是一种感觉，有时是一种现实。大多数时间里，是一种不知从何而来的忧伤。这样过了几个星期后，我意识到不能永远逗留在那个品味伤痛的绝好位置上了。卡尔不会回来了，哪怕我用我整个身心来祈望（我们知道什么是整个身心），奇迹都不会发生了。我从梦中醒来，梦里卡尔正奚落着我；在我的睡眠里我失去他就跟现实中一样。

忧伤和极度的沮丧变得不可抑制。我知道，如果在这样的拒绝面前，让胆怯和蔑视掌控我的话，我将只有两个选择：死亡的愿望和死刑的判决。曾经容得下我微笑的空间断裂了。无论怎样，我的哀伤有太多是自己加在自己身上的，但同时也是能理解的——这是年复一年的停滞和等待的后果。卡尔的离去不仅仅是纯粹的感伤，还跟我生活中的空虚和无聊紧密相关。

我害怕，因为我总是觉得除非跟朋友或是偶然碰上的认识的人一起说笑，否则我自己会被埋葬，所以我总是将自己置于会被人撞见的地方，或者跟着卡尔见他所见的人。我可以靠被小心地抛在一边和一些聪明的主意活着。我觉得如果我失去了我的位置，哪怕偏离主流几度，就再也不会有人看得见我了，我会失去一切机会。

事实上，至今为止，我一直将我的生活交给机遇。我在泪水中打颤，在恍惚中长大。如果生活还将跟随着我，那么我必须走出来，生活，不再等待。我做的一切似乎就将我的能量交给每一分钟，等待着下一个巧合。（巧合——对一匹偶然赢一次而大多数时候都输的马真是好名字。）我的整个灵魂都在等待，并看着别的行动者和投掷者。

现在我必须行动，如亚隆医生可能会说的那样，走出去过一份非金妮的生活。我将不再依赖调解者将我介绍给这个世界；当我再做着一些简单的事时，不会陷入梦想，并参与直接对话，而不被我那些胡思乱想来害羞地鞭笞或贬低我。没人能够深入我的大脑，除了我自己。

我理解了思考与我长久以来一直从事的事情——担忧的区别了。在担忧中，我只是考虑最坏的可能。思考则是向前伸展的。我从未思考过，幻想只是静物的思考，知道不会对自己的想法采取任何行动。我已经习惯让他人来对付生活的实际一面，而我变成了一个离题的、不切实际的天才。

没有男人会选择跟我空洞生活到老的。我必须占有我自己，不然那里什么都没有了。不，我必须坚定勇敢地行动，没有什么魔音，没有什么巧合。我只是一个普通人。

※　※　※

生活很难；也没有爱来让它柔和。然而，哪怕是按照最拖拖拉拉的肥皂剧的标准，哀伤的时间也过去了。但有时我也会说些愚蠢的话，只为安慰自己，并不为了面对它。"我再也不能见到卡尔了，不能闭着眼睛或者在清晨触摸他的睡眠了。"但如果我哭着回顾卡尔和我一起度过的时间的时候，我就十足像一个十几岁的少年，一遍又一遍地听着陈旧的十大最佳金曲。

我已经不再想卡尔再也不会回来这个事实了，也丢弃了那些让我无法看清忧伤和幸福的软弱。冰川般的眼泪依旧存在，它们缓慢融化要经过几个月时间才能流到我思维中，但我又将它们忘了。我不再哭很多了。我努力忘记对这些眼泪的怀想。有了更多的沉默，而仅有的一些眼泪则被愤怒包围着。

痛苦，我认识了你，而我再也不想在你那里浪费我宝贵的时间了。让亚隆医生听我对眼泪和噩梦的夸夸其谈多么无益。我再也不想用痛苦和眼泪来定义自己了，我不需要它们来帮我成长，我再也不想这样兜圈子了。

而且，在被抛弃的绝望之后，我内心深处觉得这一切都挺好的，其实我并不真想要卡尔和我在一起，我一直想走出去，这个想法让我激动，我期待着他的决定，但跟往常一样，自怜和恐惧组成的惰性让我犹豫，我就一直陷在那个处境中了。

※　※　※

每一个日子似乎都长了一点
每一个日子爱似乎更强了一点
让来的来吧，你可曾渴望过真正的爱，
从我这里？

如同你一样的爱，一定会降临我身。

奇怪的是，失去卡尔比起跟亚隆医生的结束治疗更能让我接受，虽然我从未真正接受治疗。我从不完全相信那个每周来到亚隆医生生活中的我，那个我是多么的衰弱和憔悴啊。因为我知道

402

在外面（真实的世界）我可以是充满活力、戏剧性和幸福的，还有着几个值得信赖的老朋友。而且跟卡尔之间，我也能有正常和几乎正常的交谈和生活，但我不想放弃那部分打动了亚隆医生的我，因为比起我在外面说的那些机智双关的话，我在治疗中说的那么一点点显然更能引起共鸣，发出更深沉的回响。我通常装死，不管是傻傻的死，还是就是死，我依旧保有一份轻松、乐观和跟生活的契约，我知道。我从不允许太多的痛。

有时候我在他的办公室里表演，故意压抑我的精神以跟治疗的时间同步。我能假装愤慨，但从不愤怒。但是我确实想深深地挖掘、触及某些真实的东西，我身上那些能够激发我，让我不仅仅只会跟随他人的东西。一些情感的间歇喷泉，而不是我们的轻歌舞剧般的滑稽歌词，亚隆医生用他精神科医生的钩子，而我则用着我自我意识的回嘴，来将剧幕拉下。

这些记录在有时候也显得有意的沉重、严肃或松散。除了我真正知道的话外，我没有别的行话；我无法逼迫自己去找到那些他想要的治愈的话；我无法有一张临床的嘴巴，用类似精神科医生的行话来直接回答他。每次当亚隆医生问我一个有关治愈的问题时，我就会很安静，或者更糟糕，我会咧嘴一笑。因为我知道要回到那个过去的我是多么的容易；我想要寻找一些新的东西，跟坚强的神经和包裹着我的错觉不同的东西。

我不为自己辩护。从某种意义上来说，我让别人来书写剧情，而我只是跟随，我听到很多的提示，但总是只说几句话。亚隆医生最可预料的问题是："你喜欢我身上的什么呢？卡尔呢？你自己呢？"那句话就如同它的反面一样遥远，"金妮，我身上有什么你反感的东西吗？"

我知道他想将我拉回现实，而我想，虽然我知道什么是现实，但现实对我毫无影响。虽然我并不介意借助比喻来猛烈地抨击他人，我却无法忍受去客观地看人。我讨厌将他们局限在他们的角色中，跟人保持距离，譬如"母亲"、"父亲"、"精神科医生"，每个人都有着特定的正当角色。我想我可以为他们所有人辩护，哪怕是以我自己为代价，因为我觉得在我的静滞中，去拒绝他们、憎恨他们导致的伤害更大。

亚隆医生，我觉得我跟你取得了一些个人的长进。你总想用治疗之缎带来包扎它。虽然我说我正挨着饿，却对你喂我的东西总有一点怀疑，甚至更糟的是，带着嘲讽（消耗比较少的能量）。

我觉得治疗中永远有着一些无法调和的地方，一条鸿沟——我们的目标不同。你无法知道空白的感觉是怎样的，或者在另一方面，轻松活力和充满灵感又是怎样的。在空闲的时候，我意识到我的目标应该永远是寻找温暖的感觉，寻找简明直接，没有任何潜意识的角落的感觉。对你直接的问题，有时候我给你的答案好像又不是我自己的。我不喜欢问题和回答的等级。每时每刻，我在真正寻找的不是变化，而是一个男人，可以让我跟他如跟你一样的交谈，他会问我问题，理解我，有着你的耐心，但又是跟我分开的。

404

亚隆医生，你一直支持我，努力将我从低潮里拉出来，重新回归正常的生活。我看着你，有时着迷，但我一旦从你视线中消失，留下的便微乎其微了。现在我又一次将你拉在我身边，像是那些细小的浪，错觉中我在移动，并没被移植到黄昏的沉静或沙滩的印象中。

实际上我想明喻和暗喻以及所有在治疗中我扔给你的那些（一共有50亿之多）是一回事情而我则是另一回事情。它们是一层面纱，直到我能够跟你直接地交谈。

※　※　※

我并没有一直低落着去承受所有的磨难，可能我没有勇气去被完全地击倒。我只能想象那个时刻。（我给了你我一旦被完全抛弃会发生什么的警告和预演，而死亡终究是我最不可能做的。）

确实有一个月的时间，我生活得孤独而痛苦。但那段时间结束的时候，我身上的坚韧显露出来了。我发现朋友们依旧在我身边。我所失去的是卡尔那死一般的存在和不幸福。

现在我正安然地过着没有很大焦虑的日子。由于别人的帮助，我得到了一份工作，做一点研究和写作。这虽然并非拯救，但给了我钱，这样我可以去添置一些我曾一直想要而无力偿付的东西了。我总是慢慢地将钱散完，并不为达到什么目标或为将来做准备。健康的人似乎总是走出去，并对生活越来越有把握，而退缩的人，如我自己，则对生活越来越无能为力了。

我必须改变现状，我已经感觉到我有很长的路要走。我也意识到朋友们对我不能更实在的生活，对我没有精神感到害怕和担忧。他们说想要更多的我。其实卡尔也给我同样的信号，但在跟朋友们的讨价还价中，有着更多的爱和给予。当然，所有这些变化都让我咬紧牙关，因为挑战让我浑身紧张。我知道我需要的不仅仅是几句宣言或行军的音乐。几乎所有的任务都必须被迫提升到人的水平。我最好的朋友们告诉我要选择用词，做事情要有轻重缓急，并试着过一份非金妮式的生活。

我的苦难不仅停止了，而且，在最初的犹豫之后，我碰到了另一个男人。过去很快就停止了，这让我惊讶。他关心我，被我吸引。我也被他吸引，事实上，我无法离开他。我真切地感到自己更像是个女人，不再是女孩了。我的头脑也不再思前想后的了，我能更好地运用声音，而以前我只觉得那是回音和梦境。我的信心体现在胃部温暖的感觉和浑身持久的能量。担心和忧惧消失了。可能它们变成了至少更温和些的嘲讽，因为温和所以不那么平板。无论如何，跟我现在所拥有的好日子相比，嘲讽显得脆弱而毫无价值。

但依旧有不少问题。我感觉我的生活有赖于一些保护物：自己安逸的住所，一些钱，想常见到的一些新朋友，一个对我的生命来说很宝贵的形影不离的女朋友。很多时间里，我依旧混乱无序；餐桌一直延伸到整个地板，整个屋子。我觉得很散乱，从壁橱里跳出来的衣物也好，我要做的事情也好。

事情可能会变坏。但真那样的话，我可以反击。只有我在问题面前退缩，并以沉默来困扰你的时候，我才会变得越来越渺小。我想在生活中有所成就，而并不总是在表演。我的头脑懒懒散散的，好像刚通过一系列的海市蜃楼研究了这世界，然后尽力地描述给你听，亚隆医生。此时我竭力从头脑中搜寻治疗中发生过的事，我真希望我讲得更多些，虽然这些都不是纯粹的，但我还是不应该只给出一个句子，而这句子总是满带愁绪。

我出神地盯着你办公室里的很多空间，在时间里来来回回，停不下来。现在我确信我能找到你的脸，也能找到我的脸，并清晰地讲话或者保持安静。你就是那个明白这些字里行间的意义的你啊。

破碎的昨日已经缝补。我的痛永恒，一如我的幸福。

在你办公室里，我将笑话串起来，仿佛我的手指串着忧虑的珠子，而你的陪伴让我感到幸福（永远自然，永远给予）。但我怕跟别人一样生活。我真想要的并不是治疗师的办公室，而是一个舒适的家。我想将你拉入我的冬眠和无助的安静中。但你没有让我成功，没让我只是点头或是佯装做梦。你的艺术成功了，你拯救了我们两个。

如同我常常蜷缩起身子，你常常让我舒展。

1974 年 3 月 1 日

译者后记

2007年的春天，都被耗在翻译这本书上。

每日我临窗而坐，很多时间里是焦虑的，因为自去年秋天签下翻译合约后，一直忙于实习面试，直到1月底面试完成，才能真正坐下来翻译。许多次，我想到几年前读过的一个故事：一个小男孩要完成一份有关鸟的课堂报告，第二天就要交了，他却连一只鸟都没有写。他焦急地问他的父亲该怎么办，父亲说："你就一只鸟一只鸟地写呗！"这个小男孩是美国作家 Anne Lamott 的弟弟，他的一本有关写作和生活的书就取名为《一只鸟又一只鸟》（*Bird by Bird*）。就这样，我低下头来，做手中的功课，一字一字，一句一句，一行一行，一段一段地翻译，终于连缀成了这个 15 万字的、有关心理治疗的故事。

故事发生的地点我很熟悉：我的窗，正对着金妮曾经生活过的山景城那青黛的山色，我的学校就在帕拉阿图高高的树木中，我将在旧金山临海的医院里朝八晚四地实习一年。故事里的人物，亚隆医生，因着一个读书会的缘故，曾经就坐在我的左手边，但也就那么四次，每次两小时，其余的时间里有些邮件来往，譬如想邀请他到中国去，但他说年龄大了，75 岁，不远行了；但他八月里会在帕拉阿图，可以见中国的同行；或是他在欧洲某处的演讲成功或是被评上了十佳治疗师，他会给我发来别人的评论，让我分享他的喜悦。我也告诉他我正翻译着他的这本书，并向他描述我的幻想：时光倒流到 20 世纪 70 年代初，我会在旧金山的联合广场上撞见书中的人物，编辑玛利莲、金妮、亚隆医生、卡尔若隐若现，我告诉他们我将此书译成了中文，然后或许 39 岁年轻的亚隆医生会答应去东方，去接触东方人和东方文明。他对我的幻想不置一词，依旧说些别的话，这打消了我请他谈谈对他这本 33 年前出的书的念头。我相信他对东方之行不仅仅有着体力和健康上的焦虑，还有着文化上的焦虑——因为他沉浸于西方文学与哲学，但对东方文明却接触甚少。然而对此我又能有何奢求呢？人是有限的，生命是有限的，大师亦是有限的。不过我还是在他的后记里找到了一部分答案：有关写作、心理治疗与梦想的答案，有关治疗师与患者同行的答案：金妮的写作才能激发了亚隆的写作欲望，他竭力想在金妮身上看到的一个作家的梦想，在他自己身上完满地兑现了，他成了比金妮更了不起的作家。这又一次证明，治疗师的价值不仅仅由帮助患者成长得以体现，而且治疗师也可以从患者那里汲取滋养。这两者确实是同行者，并以不同的姿态做着不同的贡献。美国心理学会临床分会曾经的主席 Larry Beutler 教授在讲《心理学入门》时，说："你们一定以为自己在帮助患者，其实是他们成就了你们呀！"

　　翻译的过程同时也是一个随着时间推进不断有新景致和新体验的过程。我一开始觉得亚隆医生自恋。当他逼着金妮谈她对他的感受时，有好多处，我在书上写："讨厌！自恋！你已经有美丽的玛利莲了，为什么还要从患者身上渴求更多的赞誉和性幻想来满足你自己的需求呢？"但到最后我理解了他的良苦用心，他的这份用心让我忍不住流泪。书中有很多投射性认同，在治疗中金妮的那份绝望无助被投射到了亚隆医生身上，而他认同并感觉到了这份绝望和无助；在文本阅读中，这份绝望无助又被转移到了读者身上——治疗循环进行着，有时进步难以觉察，让人泄气，这份泄气也反映在翻译开始时我缺乏热情，总是"你说""我想"的，这能将我们引向何处呢？一本没有悬念的对话体的书，会是引人入胜的吗？好在我对金妮以及治疗本身的关切，让我继续保持着好奇，我想知道金妮怎么了，金妮和卡尔怎么了，金妮和这世界怎么了？亚隆医生又是如何展开他的治疗的？这恰恰成了最大的悬念。

　　金妮和很多人一样，是曾经惶惑的女子，有着惶惑的青春时光。由于种种的原因，金妮总想在人面前做个最好的、让人喜欢的人，我看她尴尬地陪着笑，为了迎合，说些逗趣的话，以别人对自己的反应来定义自己，为了一份不用独自的所谓安全，让自己萎缩，压成一张苍白扁平的纸，攀附，委屈，自省，看重跟男人的关系胜过跟自己的关系，最终还是失去。但同时，金妮又是个敏感、善良、具有创造力的人，她幸运地遇上了亚隆医生，如果不在治疗的设置中，我愿意看到他们如平常人一样相亲相爱。亚隆不愿意给她贴上"边缘"之类的标签，我也不愿意。

卡尔是个可怜的人。当一杯咖啡成为一个人权利的宣言时，他是可怜的，他的曾经被剥夺的过去，就在咖啡的苦味中。当一个人的归因都是外在的，无法面对别人的评判，而总在苛求别人，也无法面对生活中哪怕一箪食一瓢水的责任时，他是可怜的。他所呈现出的过度防卫，自然跟他的经历有关。就如 Ellis 老先生所言：我们接受一切，但接受并不等于爱。作为译者，我可以同情卡尔，但我不喜欢卡尔。金妮的防卫如果是过度的善良与自我放弃而让人同情的话，卡尔的则是过度攻击，以及在过度攻击中自我的被疏离。如果卡尔成为我的病人，作为治疗师的我，必须有更大的悲悯来接纳他。希望他的出走，是寻求自我的开始。

那么治疗呢，发生在金妮和亚隆之间的一切呢？我愿意将之看成为金妮成长提供的一个契机——治疗师进入两人关系，构成了一个三角关系，打破了原来两人关系的黏稠与毫无出路的状态；患者得以跟治疗师形成一种有意义的关系，甚至发展出精神分析术语中的"神经质性的移情",而这份移情的发生需要时间,治疗师应用这份移情展开工作。虽然不同学派的治疗师会对这份关系有不同的看法,但在我自己的治疗工作中,也越来越相信,促进患者改变、发生治愈作用的是治疗师与患者之间的关系。正是跟亚隆的这份关系,为金妮的成长提供了一种安全的、成长的可能。

最后不得不提到,金妮所处的年代正是西方女权主义发展的重要年代。书中我们可以看到金妮在性别角色上的挣扎,对厨房的矛盾情感。早在20世纪20年代,Virginia Woolf 在《一个人的房间》里提到女性需要面对的三个世界:内心世界,两性世界以及男女共同面对的客观世界。我看到金妮正在以一种更明澈的目光凝视这三个世界。虽然我喜欢理论上的明晰:女人从关照内心开始,关照与男人的关系,然后与男人共同面对世界。但这种关照发生在现实生活中,常常不是依次地,而是交替进行的。

有很多需要感谢的人。几个跟我相识经年、执著于心理治疗的朋友们在百忙中耐心地读了书稿,写了他们的感受,我非常喜欢他们与众不同的立足与见解。吴和鸣读读停停,读得不顺畅,觉出了"不亲近",琢磨再三后他在《不确定之旅》中给出了解释。我知道他是个亚隆迷,并读过几乎所有在中国能找到的大师的书,没想到读《日益亲近》破除了他的"大师情结",可喜可贺!施琪嘉则在读了第一章后就感受泉涌,一气呵成了《超越设置》。我读罢嘿嘿一笑,正是因为有了设置,亚隆才能如此这般。

所以中国的治疗师完全可以好好利用设置，创造些"心理治疗中的行为艺术"，跟亚隆的媲美。他又称我为文学青年，让我欢喜。张天布的《瞬间对话》，照旧带着他的"禅意"和"空性"。我将生涩的第一稿给他，并不停地道歉，但他说"先睹为快"，在他面前，我感受到最大程度的接纳，我也可以想象在治疗室里的那个率性而真实的、"不勉强地，在包容中静候来访者改变"的他。李孟潮比我年轻，虽然他在我面前时，我常不自觉地想要关照他，但要讨他的文字，我却问得有些胆怯。他果然明人快语："先将稿子寄给我，读着有感觉的话就写。"我有点防御地说起英语"It sounds fair"。这就有了他的《他们的故事写在纸上》。我一直佩服他对心理治疗理论的谙熟，这回更感佩他可以将读后的感觉纳入理论的框架。问童俊则有点迟疑——她正忙着编她的《人格障碍的评估和治疗》一书，她邀我写的章节，我还没完成，却突然要她读十几万字的译稿并写感想。没想到她回复得极快："尽管我忙得一塌糊涂，但你的书序，我一定写，不看书，心中也涌动着千言万语"。书，她自然看了，而且直言喜欢我的文字，安了我的忐忑之心。她的《现代人的孤独与自我救赎》一文，犀利的文字中饱含着"爱人类"的慈悲和深情，文如其人。我最早就问曾奇峰，能不能写序，后来又烦他为文稿做校译。在辗转中国各地、讲着精神分析的路途上，他推敲过每个字，打量过每个标点，他的序《为了离别的纠缠》也是最后收到的。他说"亲密是为了别离的。"而在"别离之后，另一种亲密就即将发生"。牵着孩子的手走路，那小手是多么柔软温润，而你给他／她指引和稳定，可某一天孩子就不那么愿意握着他／她手了，噌地就跑到拐角上，然后回过头来望着你。另一种亲密就在那回望和等待中吧！某一日，孩子终会跑出你的视线。孩子与父母之间的依恋如此，成人之间的依恋也大抵如此。

我要感谢我的责编在整个过程中给我的体恤和鼓励——"童老师，翻译进展得顺利吗"，问得那般恭敬温和，让我感动。感谢我的写作教练 Dr. Dee Seligman，一个跟金妮同时代的文学女博士，我们亦师亦友地见面谈论书稿，我们还坐在金妮曾经坐过的店里，点一杯"黑白苏打"，在侍者的一脸茫然中，我们只得改要了"巧克力香草奶昔"。我要感谢我的学校——太平洋心理研究院（Pacific Graduate School of Psychology）对我的支持，学校为我支付了所有翻译辅导的费用。感谢我的孩子，他经常会走到我的身边，问我："妈妈，我可以帮你打字吗？这将是一本很长的书啊！"这个四年级的小学生还帮助我翻译一些口语，譬如孩子们玩的"躲球"游戏，他边解释边示范。自从学心理学，我就犯了一个毛病，就是希望每个人都学心理学，只是他现阶段的志向是做个乐高玩具设计师。感谢我的先生，在我不能陪伴孩子的时候，是他带着孩子读书写字习武练琴；当我失去锻炼的动力，在电脑前一坐就几个小时的时候，他当起了我的个人教练。他还不失时机地老生常谈般说一句："当年傅雷作翻译，用的应该是蝇头小楷，而且一天只译……"。傅雷先生的工作方式和态度，确实令人敬佩羡慕。

最后，我想跟大家分享《每一天》这首歌，"日益亲近"则是歌中的一句。这是一首动情的歌，而今我将以歌词为名的这本小书呈献给你，希望它所讲述的有关心灵康复的故事也会打动你。

Everyday
——James Taylor

Everyday, it's getting closer,

going faster than a roller coaster.

A love like yours would surely come my way.

Everyday, seems a little faster,

all my friends, they say go on up and ask her.

A love like yours would surely come my way.

Everyday it seems a little stronger,

everyday it lasts a little longer.

Come what may, do you ever long for true love from me?

Like I longed for yours baby.

Everyday seems a little closer,

going faster than a roller coaster.

A love like yours would surely come my way.

A love like yours would surely come my way,

everyday.

Everyday it seems a little stronger,

everyday you know it lasts a little longer.

come what may , do you ever long for true love from me?

Like I longed for yours baby.

Everyday seems a little closer,

going faster than a roller coaster.

A love like yours would surely come my way.

Everyday....

每一天

——James Taylor

时光飞逝，
我们正日益亲近。
我注定会遇到你那样的爱。

每一天似乎都过得快了些，
朋友们都说去问问她。
我注定会遇到你那样的爱。

每一天似乎都变得更浓烈，
每一天都变得更长久。
愿你得到你想要的一切，
来自我的真爱，如同我渴望你的那样，宝贝。

时光飞逝，
我们正日益亲近。
我注定会遇到你那样的爱。
我注定会遇到你那样的爱。

每一天似乎都变得更浓烈，

每一天都变得更长久。

愿你得到你想要的一切，

来自我的真爱，如同我渴望你的那样，宝贝。

时光飞逝，

我们正日鉴亲近。

我注定会遇到你那样的爱。

我注定会遇到你那样的爱。

每一天……

童慧琦

美国太平洋心理研究院

2007年6月